ARCHIV FÜR TIERERNÄHRUNG

HERAUSGEGEBEN VON

ERNST MANGOLD
Prof. Dr. med. Dr. phil. Dr. med. vet. h. c.
Direktor des Instituts für Tierernährungslehre
der Humboldt-Universität Berlin

2. BAND
MÄRZ-APRIL 1952
HEFT

5

AKADEMIE-VERLAG · BERLIN

ARCH. TIERERNÄHRUNG · 2. BAND · NR. 5 · S. 263—326 · BERLIN · MÄRZ-APRIL 1952

INHALT

Das Archiv für Tierernährung erscheint zweimonatlich in Heften zu 64 Seiten im Format 17,5 × 25 cm. Der Preis des Heftes beträgt DM 8,50. 6 Hefte werden zu einem Band vereinigt. Der Besteller muß sich zur Abnahme eines Bandes verpflichten. Die Hefte werden jeweils einzeln berechnet. Im Jahre erscheint nicht mehr als 1 Band. Bestellungen werden direkt an den Akademie-Verlag GmbH., Berlin NW 7, Schiffbauerdamm 19 oder über eine wissenschaftliche Buchhandlung erbeten.

Manuskriptsendungen — zugelassen sind die vier Kongreßsprachen — sind an den Herausgeber, Herrn Prof. Dr. Ernst Mangold, Berlin N 4, Invalidenstr. 42, zu richten. Mit der Veröffentlichung geht das alleinige Verlagsrecht an das Archiv für Tierernährung über. Daher müssen Arbeiten, die bereits an anderer Stelle veröffentlicht worden sind, zurückgewiesen werden. Die Verfasser verpflichten sich, Manuskripte, die vom Archiv für Tierernährung angenommen worden sind, nicht an anderer Stelle zu veröffentlichen.

Die Verfasser erhalten von größeren wissenschaftlichen Arbeiten 50 Sonderdrucke unentgeltlich.

Den Manuskripten beiliegende Zeichnungen müssen sauber, in zweifacher Größe ausgeführt sein. Wenn sie nicht voll reproduktionsfähig nach den Vorschriften des Normblattes DIN 474 eingereicht werden, ist die Beschriftung nur mit Bleistift einzutragen. Zur Herstellung von Netzätzungen sind nur einwandfreie Photographien brauchbar.

Für alle Literaturzitate sind die Vorschriften des Normblattes DIN 1502 und 1502 Beiblatt I maßgebend. Die Zitate müssen den Verfasser (mit den Anfangsbuchstaben der Vornamen), den vollständigen Titel der Arbeit und die Quelle mit Band, Seitenzahl und Erscheinungsjahr enthalten. Das Literaturverzeichnis soll alphabetisch geordnet sein.

Herausgeber und verantwortlich für den Inhalt: Prof. Dr. med. Dr. phil. Dr. med. vet. h. c. Ernst Mangold, Berlin N 4, Invalidenstraße 42 (Fernruf 42 96 64). Verlag: Akademie-Verlag GmbH., Berlin NW 7, Schiffbauerdamm Nr. 19 (Fernruf: 42 55 71); Postscheckkonto: 350 21 Bestell- und Verlagsnummer dieses Heftes: 1010/II/5. Das Archiv für Tierernährung erscheint vorläufig jährlich in 1 Band zu 6 Heften. Bezugspreis je Einzelheft DM 8.50, ausschließlich Porto und Verpackung. Satz und Druck: Robert Noske, Borna (Bez. Leipzig). Veröffentlicht unter der Lizenz-Nr. 1213 des Amtes für Literatur und Verlagswesen der Deutschen Demokratischen Republik. Printed in Germany.

Alfred Trautmann zum Gedächtnis

Am 26. 3. 1952 verschied Dr. med. vet. Alfred TRAUTMANN, o. Professor und Direktor des Physiologischen Instituts der Tierärztlichen Hochschule in Hannover. Mit ihm ist eine Forscher- und Lehrerpersönlichkeit von uns gegangen, der in einem von unermüdlicher Arbeit erfüllten Leben auf den Gebieten der vergleichenden Histologie und Physiologie der landwirtschaftlichen Nutztiere und besonders auf dem der *Tierernährung* seltene Erfolge beschieden waren.

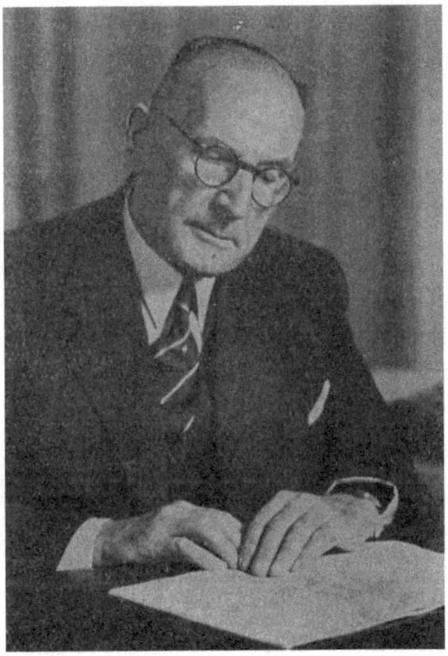

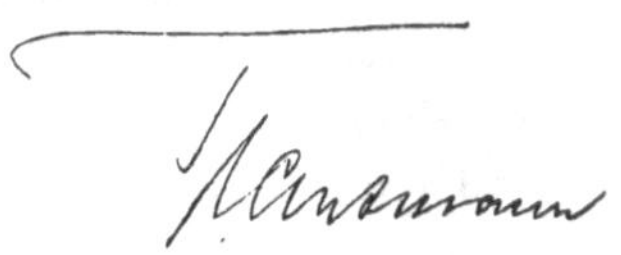

A. TRAUTMANN wurde am 12. 12. 84 in Halle (Saale) geboren, wandte sich der Veterinärmedizin zu und trat nach der Approbation als Assistent der histologischen Abteilung in das Ellenbergersche Institut an der Tierärztlichen Hochschule in Dresden ein. Durch Ideenreichtum, Scharfsinn und Kritik ausgezeichnet, wurde er bald einer der engsten Mitarbeiter Ellenbergers. Entsprechend der physiologischen Grundeinstellung des Ellenbergerschen Instituts bewegten sich seine Forschungen in funktioneller Richtung. Außer grundlegenden Arbeiten über die Hypophyse und zahlreichen anderen aus dem Gesamtgebiet der Histologie entstanden gemeinschaftlich mit dem Unterzeichneten umfangreiche Untersuchungen über die Speichelsekretion der Haustiere, ihre physiologischen Grundlagen und die bis dahin unbeachteten histologischen Veränderungen in den mit Permanentfisteln versehenen Drüsen. Die Physiologie und Histologie der Verdauung der Haustiere ist in der Folgezeit das wichtigste seiner zahlreichen Arbeitsgebiete geblieben, dessen Problemen er mit besonderer Liebe und scharfsinniger Methodik nachging.

Zunächst konnte er sich dieser Forschungsrichtung noch nicht in vollem Maße widmen. Nach ELLENBERGERS Emeritierung übernahm er das neugeschaffene Extraordinariat für Histologie an der Veterinärmedizinischen Fakultät der Universität Leipzig und siedelte dann 1926 als o. Prof. der Physiologie nach Hannover über. Hier fand er das richtige Arbeitsfeld, schuf ein neues vorbildliches Institut und entwickelte sich zu der gebietenden und markanten Persönlichkeit, die als Forscher und Lehrer hochgeschätzt seiner Hochschule als Rektor und maßgebliches Mitglied in schwierigen Zeiten wertvollste Dienste leistete. Hier kam auch seine menschliche Größe und Abgeklärtheit zur vollen Reife, die sich in nie versagender Hilfsbereitschaft und Güte äußerten und seine Freundschaft zu einem kostbaren Gute machten.

Das neue Institut in Hannover bot ihm alle gewünschten Arbeitsmöglichkeiten. Besonders konnte er auch sein großes Operationstalent voll zur Anwendung bringen. Es gelang ihm, an den kompliziert gebauten und nach hergebrachter Ansicht operativ unzugänglichen Verdauungsapparaten der Einhufer, Wiederkäuer und Schweine physiologische Operationen und Exstirpationen schwierigster Art durchzuführen. Dabei entdeckte er die Wasserresorption durch die Pansenschleimhaut der Wiederkäuer und klärte in zahlreichen Arbeiten die motorischen Funktionen des Enddarmes auf. Der Einfluß der Nahrung auf den lymphatischen Apparat des Darmkanals, Veränderungen endokriner Drüsen bei Ernährungsstörungen, Fragen der Zelluloseverdauung und des intermediären Stoffwechsels wurden bearbeitet. Überraschenden Ergebnissen über Milchsekretion ohne vorhergehende Schwangerschaft bei Tieren folgten weitere Arbeiten über die hormonale Steuerung der Milchdrüse. Insgesamt sind mehrere hundert Arbeiten, die zum Teil auch in diesem Archiv und seinen Vorgängern Veröffentlichung fanden, aus seinem Institut hervorgegangen. Sie behandelten die verschiedensten Probleme der Tierernährung, des Stoffwechsels, der inneren Sekretion und vieles andere. An seinen Namen als Verfasser und Mitherausgeber sind auch die beiden führenden Lehrbücher der Histologie und der Veterinärphysiologie, die zahlreiche Auflagen erlebt haben, gebunden.

Alfred TRAUTMANN steht so vor uns als ein äußerst vielseitiger Forscher, dessen Lebenswerk zwar selten reich und von Erfolg gekrönt, aber keineswegs abgeschlossen war. Er ist viel zu früh von uns gegangen. Noch viele Probleme wollte er angreifen, und anregend und befruchtend stand er inmitten seiner Schüler, die ihm begeistert folgten. Sein Verlust, gerade jetzt in der für die deutsche Wissenschaft schweren Zeit neuen Aufbaues, hinterläßt eine unausfüllbare Lücke. Wir gedenken seiner als bedeutenden Forschers und treuen Freundes in Trauer und Verehrung.

A. Scheunert

Aus dem Institut für Allgemeine Tierzucht und der Versuchsstation für Tierzucht
der Universität Mailand
(Direktor Prof. Dr. F. USUELLI)

BRUNO MAINARDI

KOMBINATION VON VITAMIN A UND JODPROTEIDEN FÜR DIE ZWECKE DER MILCHPRODUKTION

Aus der Verabreichung von Vitamin A bei Tieren, die mit hohen Gaben von Thyroxin behandelt oder aber ihrer Schilddrüse beraubt waren, hat sich ein Einfluß des Schilddrüsenhormons auf den Stoffwechsel des Vitamins A ergeben.

WENDT und SCHNEIDER (1935), STEPP und WENDT (1947) und LINDQUIST (1938) wiesen nach, daß der Gehalt an Vitamin A und Carotin bei hyperthyreoiden Individuen ziemlich niedrig ist; VON EULER und KLUSSMANN (1932), ABELIN (1933), LÖHR (1936) zeigten, daß die Bildung einer Vitamin-A-Reserve in der Leber durch excessive Thyroxingaben stark behindert wird. Auch im Hypothyreoidismus ist der Vitamin A-Spiegel des Blutes deutlich gesenkt, aber diese Herabsetzung ist, wie WENDT (1935) und BERNARDINI (1942) gezeigt haben, insofern nur eine scheinbare, als diese Autoren dabei einen gegenüber der Norm erhöhten Carotingehalt im Blute fanden.

Hieraus läßt sich mit großer Wahrscheinlichkeit schließen, daß der Vitamin A-Stoffwechsel im tierischen Organismus durch die Schilddrüsenfunktion beeinflußt wird und im speziellen:

1. daß das Schilddrüsenhormon einem Faktor entgegenwirkt, der für die Umwandlung des Carotins in Vitamin A unentbehrlich ist;
2. daß ein Übermaß von Schilddrüsenhormon in der Leber Veränderungen hervorruft, welche die Anhäufung von Vitamin A in der Leber verhindern;
3. daß die Steigerung des Stoffwechsels durch ein höheres Maß an Schilddrüsenhormon von einem höheren Bedarf der Organe an Vitamin A begleitet wird.

Aber noch über den Einfluß des Thyroxins auf den Vitamin A-Stoffwechsel hinaus haben Versuche verschiedener Autoren ergeben, daß zwischen Schilddrüsenhormon und Vitamin A ein funktioneller Antagonismus besteht. Einen solchen Antagonismus fand LÖHR (1936) auf den Jodspiegel des Blutes, GOTTLIEB (1935) auf die Metamorphose der Amphibienlarven, die bekanntlich vom Thyroxin beschleunigt wird, ABELIN und GIORDANENGO (1936) wie STEFFEN und ZOIS (1938) auf den Glykogengehalt der Leber und Muskeln, HOEN, LANGFELD und OEHME (1939) auf das Volum der Nebennierenrinde; CAMERON (1935) konnte zeigen, daß die Hemmung der Gewichtszunahme bei wachsenden Individuen, als Folge übermäßiger Gaben von Schilddrüsenhormon, mindestens teilweise durch Vitamin A oder Carotin kompensiert werden kann.

Seit der Einführung von Präparaten mit schilddrüsenähnlicher Wirkung gestatten die Ergebnisse sichere Schlußfolgerungen, während sie sich früher ziemlich widersprachen. So nahmen KÜSTNER und SIEGERT eine hemmende Wirkung des Thyroxins auf die Milchsekretion an, dagegen eine günstige Wirkung der antithyreoiden Substanzen; FREMERY und SCHUMACHER lehnten beides ab; REPETTI und MC QUEEN nahmen an, daß die Schilddrüse eine förderliche Wirkung auf die Milchdrüse ausübe, vermutlich durch Vermittelung der Hypophyse.

In den Jahren 1926 bis 1932 haben DUERST und seine Schüler (KUCERA, BAKKER, MAGI, ALMINAS, USUELLI), indem sie die Grundlagen für eine rationellere Konstitutionsforschung in der Tierzucht schufen, gezeigt, daß die Fähigkeit zur Produktion größerer Milchmengen den hyperthyreoiden Rassen eigentümlich ist. Aber die ersten klaren Beweise, daß thyreoaktive Präparate in geeigneter Dosierung bei den zu den Milchrassen gehörenden Kühen entschieden günstig auf die Milchproduktion wirken, stammen von RALSTON, COWSERT, RAGSDALE, HERMANN und TURNER.

Die Verwendung von Schilddrüsenhormon oder thyreoaktiven Präparaten für die Zwecke der Tierzucht findet allerdings insofern ihre Grenzen, als ein unvorsichtiger Gebrauch unerwünschte sekundäre Wirkungen hervorrufen kann wie Herzbeschleunigung, Gewichtsverluste, Symptome des Jodismus, erhöhte Atemfrequenz, Verdauungsstörungen usw., die dem gewünschten Erfolg direkt entgegenwirken. Nach PIANA „lassen es gewichtige Gründe ratsam erscheinen, jedenfalls zur Zeit noch, die Verwendung der natürlichen und künstlichen Jodproteide für die Milchproduktion vorzugsweise auf Individuen von geringerem tierzüchterischem Wert oder ältere oder sterile Tiere zu beschränken, in jedem Fall, wenn die Kurve der Milchproduktion zu sinken beginnt; wie auch die Art der Behandlung sein mag, ist die Kontrolle der Tiere erforderlich; und bei den ersten Anzeichen einer Vergiftung ist vorzuziehen, die Darreichung der thyreoaktiven Präparate völlig abzubrechen und erst nach einer entsprechenden Pause fortzusetzen ... aber es steht nichts der Annahme entgegen, daß es möglich sein müsse, durch besondere Verbindungen den Unzuträglichkeiten, die sich bei zu langem Gebrauch der Jodproteine einstellen können, mit voller Wirkung zu begegnen".

Eine Reihe von Versuchen, die wir in der Versuchsstation für Tierzucht in Mailand durchführten, hatte zum Ziele, die abschwächende Wirkung von Vitamin A auf die unerwünschten Sekundäreffekte der Behandlung mit Jodproteiden zu prüfen.

Diese Versuche wurden an 4 fünf- bis sechsjährigen Kühen der Friesenrasse angestellt, die sich im vorgerückten Stadium der Laktation befanden. Sie wurden insgesamt 40 Tage lang durchgeführt mit folgender Unterteilung: 1. Vorperiode von 10 Tagen, 2. Hauptperiode von 20 Tagen, 3. Nachperiode von 10 Tagen zur Beobachtung der Nachwirkungen der Behandlung. Die Fütterung der Kühe wurde nach den bekannten Normen durchgeführt.

Bei allen Versuchstieren wurden während der 40 Tage täglich die Herzfrequenz, die Milchmenge und der prozentische Fettgehalt festgestellt.

Behandlung der Versuchs-Kühe

Kuh I wurde als Kontrolltier gehalten und erhielt keine weitere Behandlung.

Kuh II erhielt während der ganzen Hauptperiode täglich per os 5 cc eines Lebertrans vom Thunfisch mit 20 000 Internationalen Einheiten Vitamin A und 5000 I. E. Vitamin D pro Gramm und vom 10. bis 20. Tage dieser Periode täglich 11 mg eines synthetischen Thyroxins durch intramuskuläre Einspritzung.

Kuh III bekam während der Hauptperiode täglich 11 mg des gleichen Thyroxins intramuskulär und vom 10. bis 20. Tage dieser Periode täglich 300 000 I. E. Vitamin A gleichfalls intramuskulär.

Kuh IV erhielt in der ganzen Hauptperiode täglich nur 11 mg des synthetischen Thyroxins intramuskulär.

Menge des Milchertrages

Bei Kuh I traten in der ganzen Zeit keine erwähnenswerten Veränderungen der Milchproduktion ein. Daher dürften die bei den anderen 3 Tieren beobachteten Veränderungen der Milchmenge auf ihre spezifische Behandlung zurückzuführen sein, um so mehr, als sich alle 4 Kühe in vorgerückter Laktation und bei gleichbleibender Ernährung befanden.

Bei Kuh II erfuhr die Milchmenge infolge der Behandlung eine Steigerung um 34,70%, indem die mittlere Tagesmenge von 7,2 auf 9,7 kg anstieg.

Bei Kuh III erhöhte sich die Milchmenge infolge der Behandlung um 39,83%, indem die mittlere Tagesmenge während der Hormon- und Vitaminbehandlung von 11,8 der Vorperiode auf 16,4 kg anstieg.

Bei Kuh IV stieg die Milchmenge infolge der Behandlung um 25,23%, indem die mittlere Tagesmenge sich von 10,7 auf 13,4 kg erhöhte.

Wie vorauszusehen, hat die Thyroxinbehandlung auf die Milchproduktion in positivem Sinne gewirkt. Nach der individuell verschiedenen Reaktion auf den Thyroxinreiz läßt sich aus den angeführten Ergebnissen noch nicht der sichere Schluß ziehen, daß die Verabfolgung des Vitamin A die Reizwirkung des Thyroxins auf die Milchproduktion potenzieren würde. Immerhin ist festzustellen, daß die beiden mit der Kombination von Hormon und Vitamin behandelten Kühe eine höhere Milchleistung aufwiesen als Nr. I, die nur Thyroxin erhielt.

Prozentischer Fettgehalt der Milch

Bei Kuh I ergaben sich keine nennenswerten Veränderungen.

Bei Kuh II stieg der Fettgehalt in der Hauptperiode gegenüber der Vorperiode um 13,95%, der mittlere Tagesprozent von 4,3 auf 4,9.

Bei Kuh III stieg der mittlere Fettgehalt durch die Behandlung um 13,15%, von 3,8% im Mittel der Vorperiode auf 4,3%.

Bei Kuh IV betrug die Steigerung des Fettgehaltes 10,52%, von 3,8 auf 4,2%.

Diese Veränderungen des Fettgehaltes stimmen mit den Angaben verschiedener Autoren überein, insofern hier sowohl mit Thyroxin allein wie in Kombination mit Vitamin A eine positive Reaktion der Tiere festzustellen war.

Auch in unserem Falle scheint das Vitamin A — unter den oben geäußerten Vorbehalten — eine dem Thyroxin synergische Wirkung ausgeübt zu haben. Denn gegenüber der bei der allein mit Thyroxin behandelten Kuh IV aufgetretenen Steigerung des Milchfettgehaltes um 10,52% betrug diese bei II und III, die zugleich Vitamin A erhielten, 13,95% bzw. 13,15%.

Besonders bei Kuh II erhielt sich der Fettprozentgehalt auch in der Nachperiode noch auf höheren Werten.

Einige Autoren haben dem Vitamin A aus dem Lebertran gewisser Fische eine den Fettgehalt der Kuhmilch herabsetzende Wirkung zugeschrieben; im Lichte neuerer Forschungen ist dies aber sehr wahrscheinlich nicht auf das Vitamin A als solches zurückzuführen, sondern auf einen höheren Gehalt der Lebertrane an ungesättigten Fettsäuren, deren herabsetzender Einfluß auf die Wirkung des Vitamin E bereits bekannt ist. Ein ganz analoges Verhalten hat neuerdings PIANA an Milchkühen nachgewiesen, die größere Mengen ranzig gewordener Futtermittel erhielten.

Herzfrequenz

Kuh I zeigte hinsichtlich der Zahl der Herzschläge in der ganzen Versuchszeit keine nennenswerten Veränderungen.

Bei Kuh II stieg die Herzfrequenz von 72 Schlägen pro Minute als Mittel der Vorperiode in der Hauptperiode mit der kombinierten Behandlung auf 78, eine prozentische Steigerung um 8,33%.

Bei Kuh III betrug diese Steigerung von 69 auf 84 Herzschläge 21,72%.

Bei Kuh IV analog von 69 auf 93 Herzschläge 34,78%.

Hiernach war die Herzbeschleunigung bei Kuh IV, die nur Thyroxin erhielt, eine sehr beträchtliche, während sie sich bei den Kühen mit kombinierter Behandlung in wesentlich engeren Grenzen hielt. Dabei war die Tachykardie bei Kuh II, die in den 10 Tagen vor der Thyroxinbehandlung große Mengen Vitamin A erhielt, besonders gering, und bei Kuh III hörte mit dem Einsetzen der starken Vitamin A-Gaben der weitere Anstieg der Herzfrequenz auf, die sich jedoch noch auf höheren Werten hielt. Dies steht im Einklang mit der von mehreren Autoren festgestellten antagonistischen Beziehung zwischen Vitamin A und Thyroxin, zeigt aber, daß die antithyreoidische Wirkung des Vitamins A um so stärker zur Geltung kommt je stürmischer es verabfolgt wird. Tatsächlich hielt sich die Herzfrequenz bei Kuh III auf unverminderter Höhe trotz der dreimal höheren Vitamingaben im Vergleich zu den bei III verabreichten. Dabei muß aber auch die Art der Verabreichung berücksichtigt werden, die bei II per os, bei III aber parenteral erfolgte und hiernach ohne Zweifel eine verschiedene Wirksamkeit bedingen konnte, im Einklang mit den Beobachtungen von USUELLI und PIANA, wonach „die Wirkung des Vitamins A, zum mindesten soweit es die Epithel-schützende Wirkung auf die Schleimhaut des Verdauungskanals betrifft, durch die Einführung per os bedingt wird".

Für den speziellen Fall der vorstehenden Versuche können wohl derartige Schlußfolgerungen noch nicht entscheidend gezogen werden, und wir behalten uns vor, die geäußerten Vermutungen durch weitere Versuche zu erhärten.

Zum Schlusse sei darauf hingewiesen, daß sich die Kombination von Vitamin A und Jodproteiden zwar vom biologischen Standpunkt für die Zwecke der Milchproduktion als durchaus befriedigend erweist, weniger aber vom ökonomischen Standpunkt, und zwar wegen der großen Mengen von Vitamin A, die zur Herabsetzung der unerwünschten Nebenwirkungen, wie zur Verminderung der Tachykardie, notwendig erscheinen.

Zusammenfassung

Versuche an Milchkühen in vorgerückter Laktation ergaben, daß die durch Behandlung mit Thyroxin erzielbare Erhöhung der Milchmenge und des prozentischen Fettgehaltes der Milch durch verschiedenartige Kombination mit der Verabreichung von Vitamin A noch gesteigert werden kann. Hierbei setzt das Vitamin A zugleich unerwünschte Nebenwirkungen der Thyroxinbehandlung wie die Herzbeschleunigung beträchtlich herab.

Aus dem Institut für Allgemeine Tierzucht und der Versuchsstation für Tierzucht
der Universität Mailand
(Direktor Prof. Dr. F. USUELLI)

G. CURTO

ERGEBNISSE DER PHYSIOLOGISCHEN UND ZOOTECHNISCHEN UNTERSUCHUNGEN ÜBER DIE METHODE USUELLI-PIANA ZUR VERWENDUNG VON MAGERMILCH FÜR DIE ERNÄHRUNG DER KÄLBER

Gleich nach dem Kriege haben USUELLI und PIANA im Hinblick auf die hohen Kosten der Kälberaufzucht als limitierendem Faktor für den Wiederaufbau der Rinderzucht wie auch auf den Mangel an tierischen Fetten für die menschliche Ernährung eine neue Methode der Kälberernährung ausgearbeitet, die auf der alleinigen Verwendung von zentrifugierter und vitaminisierter Milch beruht.

Die Verwendung der Magermilch mit verschiedenen Ergänzungen hat schon immer in der Kälberfütterung eine weite Verbreitung gefunden; jedoch im Gegensatz zu früheren Autoren, die hierüber gearbeitet haben und das Problem durch Ergänzung des Energiewertes der Magermilch durch Zusatz von in geeigneter Weise emulsionierten Fetten oder von kohlenhydratreichen und vorher diastasierten Futtermitteln zu lösen versuchten (so erhielten PIROCCHI und seine Schule befriedigende Ergebnisse durch die Aufwertung der Magermilch mit Oleomargarine oder Rindertalg oder Stärke und Reismehl), betrachten USUELLI und PIANA die Fettstoffe der Milch hauptsächlich als Träger der fettlöslichen Vitamine und halten sie daher hinsichtlich ihres Energiegehaltes für ersetzbar durch die Eiweißstoffe und den Milchzucker in der Milch.

Es ist ohne weiteres klar, daß die neue Methode, indem sie das Arbeiten erleichtert und die Verwendung von Fetten, Emulsionsmitteln und Nährstoffen, die nach dem Kriege hohe Preise erreichten, unnötig macht, sowohl ökonomische Vorteile bietet wie auch für die menschliche Ernährung größere Mengen von Fetten verfügbar macht.

Anfangs hatten die genannten Autoren beabsichtigt, je 1 l Vollmilch durch eine an Caloriewert gleiche Menge, d. h. etwa 2 l Magermilch zu ersetzen, insofern, als die Energie des Fettes in der Kuhvollmilch etwa die Hälfte ihrer Gesamtenergie beträgt; dies erwies sich aber schwer zu verwirklichen, da das junge Tier die Aufnahme einer derart gesteigerten Flüssigkeitsmenge schlecht verträgt, die Tagesration auch auf eine zu große Zahl von Mahlzeiten verteilt werden müßte, was wieder die Aufnahme des Verfahrens durch die Landwirte infolge der erhöhten Arbeit und Kosten erschweren würde, zumal die Magermilch nach dem zweimaligen Melken frisch zentrifugiert gegeben werden muß. Es erwies sich aber auch abgesehen hiervon als unnötig, da bald festgestellt werden konnte, daß die täglichen Gewichtszunahmen sehr gut und durchaus den bei Vollmilch erhaltenen vergleichbar waren, wenn je 1 l Vollmilch durchschnittlich durch 1 $^1/_2$ l Magermilch ersetzt wurde.

Bei der Kälberaufzucht nach USUELLI-PIANA können folgende Perioden unterschieden werden:

Erste Lebenswoche

Mit dem doppelten Ziel, die Nährstoffe und hygienischen Vorzüge des Colostrums auszunützen und das Tier an übernormale Flüssigkeitsaufnahme zu gewöhnen, werden die Colostrumgaben fortschreitend schnell gesteigert, so daß das Kalb am 6.—7. Lebenstage 6—7 l erhält. Am 2. oder 3. Tage setzt auch bereits die Vitaminbehandlung ein.

Zweite Lebenswoche

Der Ersatz der Vollmilch durch vitaminisierte Magermilch beginnt; sie wird ausschließlich frisch nach dem Melken zentrifugiert verwendet und noch warm mit der Saugflasche, vorzugsweise derjenigen nach ZAPPA-PIROCCHI, verabreicht. In den Wintermonaten muß die Milch, wenn sie sich nach dem Zentrifugieren abgekühlt hat, angewärmt werden. In der Regel wird je 1 l Vollmilch durch 1$^1/_2$ l Magermilch ersetzt; die Steigerung der Menge ist aber auch von der Freßlust der Tiere abhängig. Die Magermilch wird von Anfang an täglich mit 100 000 I. E Vitamin A und 25 000 I. E. Vitamin D aufgewertet, mittels eines Präparates von Thunfisch-Lebertran in Öl von grünen Oliven, das pro cc 20 000 I. E. Vitamin A und 5000 I. E. Vitamin D enthält. Um Vergeudung der Vitamine zu vermeiden, wird das Präparat unmittelbar in den Gummischlauch der vorher gefüllten Saugflasche eingeführt. Für beste Reinhaltung der Gefäße ist Sorge zu tragen.

Dritte Lebenswoche

Die Tagesration wird noch täglich erhöht, im Durchschnitt alle 2 Tage um 1 l Magermilch, so daß das Kalb am Ende der 3. Woche 12—13 l erhält. Von da an wird die Tagesgabe an Vitaminpräparat auf 8 cc täglich bemessen; dies entspricht 160 000 I. E. Vitamin A und 40 000 I. E. Vitamin D.

Vierte und folgende Lebenswochen

Mit einer gewissen Abhängigkeit von der Freßlust der Tiere wird die tägliche Magermilchmenge schließlich auf 14 l gesteigert. In allen Fällen, und besonders wenn auch mit der Magermilch gespart werden muß, wird den Kälbern vom 21. Lebenstage an bestes Heu, Grünfutter und gute trockne Getreidekleie zur Verfügung gestellt. Letztere wird in einem in passender Höhe der Stallbox angebrachten Holzkasten gereicht, sie hat sich trotz ihres Rohfasergehaltes besonders bewährt.

Die Fütterung allein mit Magermilch und dem Vitaminpräparat wird nun solange als möglich fortgesetzt. Die stufenweise Herabsetzung der Magermilchration beginnt dann in der Regel gegen die 10.—13. Woche und wird im allgemeinen gegen den 4. Monat, bei Stierkälbern gegen den 5.—6. Monat beendet.

Die Ergebnisse

Die Hauptresultate der in großem Maßstabe erfolgten Anwendung der Methode sind zunächst insofern durchaus einheitliche, als keines der Kälber in seinem Wachstum und Allgemeinzustand irgendwelche Erscheinungen zeigte, die von dem sonst bekannten Normalverhalten abwichen. Die Ergebnisse lassen sich in einzelnen Punkten zusammenfassen:

1. Das Wachstum der mit Magermilch und Vitaminzusatz ernährten Kälber ist nicht nur nicht schlechter, sondern etwas besser als das von Tieren gleicher Rasse und Alters bei Vollmilchnahrung, trotz der bei Magermilch geringeren Calorienzufuhr. Bei ausschließlicher Magermilchfütterung beträgt die je kg Zunahme erforderliche Menge durchschnittlich 14 l, entsprechend 4686 Calorien, die der Vitaminträger-öle mitgerechnet, während Tiere gleichen Alters bei Vollmilch für 1 kg Zunahme im Durchschnitt 11 l mit 7143 Calorien verbrauchten.

Die Tatsache, daß das Wachstum der Kälber bei Magermilchfütterung demjenigen bei Vollmilch gleich oder überlegen ist, trotz des geringeren Gesamtcalorienwertes der Magermilch, so daß im großen annähernden Durchschnitt die Tageszunahmen in den ersten 10 Lebenswochen bei Magermilch 900 g und bei Vollmilch 850 g betrugen, ist wahrscheinlich größtenteils auf die größere Zufuhr von Eiweiß hoher biologischer Wertigkeit (448 g in 14 l Magermilch und 341 g in 11 l Vollmilch), wie auch von Mineralsubstanzen (100 g etwa in 14 l Magermilch und 77 g etwa in 11 l Vollmilch) oder von Wachstums-Vitaminen (etwa 600% mehr an Vitamin A und ca. 27% mehr an B_2), zurückzuführen.

Die Bedeutung der größeren Eiweißgabe wird deutlich, wenn man bedenkt, daß das Wachstum der Kälber hauptsächlich auf der Vermehrung der Muskelmasse und der Parenchyme und nicht so sehr auf Fettablagerungen beruht und daß der Calorienbedarf für 1 kg Lebendgewichtszunahme für beide Ziele verschieden ist.

MAINARDI und FAZIO, die die Methode USUELLI-PIANA an eineiigen Zwillingen nachprüften, konnten feststellen, daß 1 kg Lebendgewicht aus Magermilch mit einer Ersparnis von etwa 2500 Calorien = etwa $^1/_3$ der bei Vollmilch notwendigen gebildet wird.

Eine einleuchtende Erklärung dieses anscheinend paradoxen Phänomens geht aus der Feststellung hervor, daß die mit der Methode USUELLI-PIANA erzielbare Zunahme deutlich geringer war, wenn die Stierkälber in den Wintermonaten danach gefüttert wurden. Man darf dabei nicht vergessen, daß das Eiweißverhältnis zum Gesamtcaloriewert in der Vollmilch für wachsende Tiere ein ideales ist und die Milch selbst ein ideales natürliches Nahrungsmittel, jedoch nur solange das Wachstum unter natürlichen Lebensbedingungen stattfindet, d. h. bei Kälbern in dem Stadium, das von ihnen bemerkenswerte Energieausgaben verlangt, für den Bedarf ihres Wärmehaushaltes wie für die gesteigerte Muskelaktivität, die durch die Notwendigkeit erzwungen wird, der Mutter auf die Weide zu folgen, auf der sie ihr Futter sucht. Wesentlich geringer ist der Calorienbedarf des Kalbes unter gewöhnlichen Aufzuchtbedingungen in einer Umgebung, die wie der Stall eine ausgeglichene Temperatur besitzt und nur sehr beschränkte Bewegungen gestattet. Daraus folgt, daß, wenn unter gewöhnlichen Aufzuchtbedingungen Vollmilch in genügender Menge zur Deckung des Eiweißbedarfes gegeben wird, eine gewisse Summe von Calorien überschüssig und daher schlecht ausgenutzt wird; wenn man dagegen an Kälber bei gewöhnlicher Aufstallung eine Vollmilchration mit dem richtigen Caloriengehalt verabreicht, so bekommen sie unvermeidlicherweise eine zu geringe Menge an Eiweiß. Daher ist das Wachstum mehr oder minder beeinträchtigt.

2. Während bei den Tieren allein mit Magermilch schwere Verdauungsstörungen erscheinen, die übrigens nicht selten auch bei Vollmilch auftreten, blieben bei Magermilch unter Zusatz der oben angegebenen Mengen an Vitamin A und D derartige Krankheitserscheinungen völlig aus. Und nicht allein dies, sondern die Anwendung dieser Methode erwies sich als eine wirksame Prophylaxe gegen die Aufzuchtkrankheiten.

Ein klarer Beweis hierfür wurde neuerdings durch BONFANTE im Institut für Prophylaxe der Tierkrankheiten des Prof. ALTARA in Turin geliefert. Dieser probierte die Methode in einer großen Wirtschaft aus, in der seit Jahren ein Herd der enzootischen Colibacillose mit einer Mortalität von 40—50% der Kälber bestand. Die ausgezeichneten Ergebnisse von BONFANTE lassen sich folgendermaßen zusammenfassen: a) Gewichtszunahmen der Kälber völlig gleich wie bei den mit Vollmilch ernährten Kontrolltieren; b) völliges Fehlen der schweren Gastroenteritis mit häufig tödlichem Ausgang, wie sie vorher bei den Kälbern mit 20—30 Lebenstagen auftrat und sich auf alle übrigen ausbreitete; c) Fortbestehen allein der in den ersten Lebenstagen vor Beginn der Vitamindarreichung entstandenen Infektionen; d) negative Ergebnisse bei Verwendung geringerer Vitamingaben als die Methode USUELLI-PIANA vorschreibt. Diese äußerst günstigen Resultate führten BONFANTE zu dem Vorschlage, die prophylaktische Wirkung dieser Methode durch den Beginn der Vitaminbehandlung schon am 1. Lebenstage noch zu steigern.

3. Die Anwendung der Methode USUELLI-PIANA erweist sich besonders geeignet für Tiere, die zur Zucht bestimmt sind, bei denen sie eine bemerkenswerte Beschleunigung der Reife herbeiführt, sowie bei Tieren, die nach 4 bis 5 Monaten geschlachtet werden sollen und für die die Methode ökonomische Vorteile bietet. Weniger geeignet ist diese für zum Schlachten bestimmte Milchkälber, da sie hier die Schlachtprodukte ungünstig beeinflußt (Fleischfarbe dunkler, Fett an manchen Stellen weniger, Qualität des Depotfettes ähnlicher dem der Erwachsenen).

Um die Qualität des Fleisches und Fettes der mit vitaminisierter Magermilch aufgezogenen Kälber der objektiven Beurteilung zugänglich zu machen, hat auf Anregung von USUELLI und PIANA G. FACHINI weitere Untersuchungen durchgeführt. Die Dürftigkeit der Literatur über brauchbare Vergleichswerte machte es notwendig, die Versuche auch auf Laboratoriumstiere und auf Kälber verschiedenen Alters und Ernährung auszudehnen. Es wurden die Gesamtfettsäuren nach der Standardmethode, die höheren gesättigten Fettsäuren nach BERTRAM, FISHER, O'CONNOR und DOLLEAR bestimmt, die Bestimmung der einzelnen Fettsäuren nach HILDITCH begonnen und nach GUSSEROW-VARRENTRAP und KAUFFMAN fortgeführt. Ferner wurden die Jodzahl, die Verseifungszahl, die Refraktion sowie Absorptionsspektrum bestimmt.

Die mittleren Prozentwerte der Fettsäuren des Nierenfettes sind nach Analysen bei 27 Kälbern von 1—6 Monaten in Tabelle 1 angegeben.

Tabelle 1

Alter der Tiere Monat	Palmitinsäure	Stearinsäure	Oleinsäure	Myristinsäure	Linolsäure
1	27,0 ± 0,3	20,0 ± 1,7	34,9 ± 1,0	4,5	2,3
2	27,6 ± 0,2	21,7 ± 0,4	35,1 ± 0,8	4,1	2,05
3	28,3 ± 0,2	22,8 ± 0,3	36,5 ± 0,5	3,7	2,04
5	29,0 ± 0,2	23,6 ± 0,4	38,4 ± 0,5	3,4	1,9
6	29,5 ± 0,4	24,5 ± 0,6	40,3 ± 0,7	3,0	1,8

Bei denselben Kälbern zeigten die Fettzahlen die in Tabelle 2 angeführten Werte.

Tabelle 2

Alter der Tiere Monat	Jodzahl	Säurezahl (flüchtige Fettsäuren)	Verseifungszahl
1	38,45 ± 0,48	0,49 ± 0,04	26,6 ± 2,66
2	38,9 ± 0,65	0,225 ± 0,14	—
3	41,2 ± 0,25	0,32 ± 0,08	—
5	43,6 ± 0,07	0,32 ± 0,10	20,18
6	43,9 ± 0,06	0,33 ± 0,07	18,38 ± 5,21

Bei Ratten verschiedenen Alters wurden die in Tabelle 3 folgenden Schwankungen im mittleren Prozentgehalt der wichtigsten Fettsäuren festgestellt.

Tabelle 3

Alter der Tiere Wochen	Oleinsäure	Palmitinsäure	Myristinsäure
1	48,8 ± 0,2	24,9 ± 0,3	6,8 ± 0,1
2	53,8 ± 0,1	26,1 ± 0,3	3,2 ± 0,2
3	—	—	—
6	53,1 ± 0,3	30,1 ± 0,0	4,0 ± 0,2

An Hunden, Ratten, Kaninchen und Mäusen, die während ihres Wachstums vergleichend mit Magermilch und Vitaminzusatz oder mit Vollmilch ernährt waren, wurden für das periviszerale Fett die Wertzahlen der Tabellen 4 und 5 gefunden.

Tabelle 4

Art und Zahl der Tiere	Milchnahrung	Refraktometerzahl	Jodzahl	Säurezahl
Ratten 8	Magermilch	1,4638 ± 0,001	37,2 ± 0,08	0,32 ± 0,03
„ 8	Vollmilch	1,4636 ± 0,001	38,1 ± 0,06	0,34 ± 0,06
Mäuse 4	Magermilch	1,4522 ± 0,001	36,8 ± 0,2	0,75 ± 0,1
„ 4	Vollmilch	1,4523 ± 0,001	37,5 ± 0,1	0,55 ± 0,08
Hunde 4	Magermilch	1,4639 ± 0,001	38,6 ± 0,15	0,33 ± 0,02
„ 4	Vollmilch	1,4638 ± 0,001	39,3 ± 0,08	0,32 ± 0,02

Tabelle 5

Art und Zahl der Tiere	Milchnahrung	Palmitinsäure	Oleinsäure	Stearinsäure	Myristinsäure	Linolsäure
Ratten 8	Magermilch	30	48	4,2	5	1,8
„ 8	Vollmilch	32	51	6,0	1,2	3,6
Mäuse 4	Magermilch	32	48	—	—	—
„ 4	Vollmilch	34	55	—	—	—
Kaninchen 4	Magermilch	23	46	3	4,5	2,2
„ 2	Magermilch ohne Vitamine	20	35	2	3,5	—
„ 2	Vollmilch	23	45	4	4,5	2,6

Der Prozentgehalt an Fettsäuren im Depotfett von Kälbern verschiedenen Alters und Fütterung ist in Tabelle 6 wiedergegeben.

Tabelle 6

Alter der Tiere Monat	Milchnahrung	Palmitinsäure	Stearinsäure	Oleinsäure	Myristinsäure	Linolsäure
1	Vollmilch	27,2	20,6	33,6	4,4	2,6
1	Magermilch	28,4	21,7	34,5	3,9	1,8
2	Vollmilch	27,6	21,3	34,4	3,9	2,1
2	Magermilch	28,2	22,4	35,4	3,8	1,4
3	Vollmilch	28,5	22,3	—	3,6	1,9
5	Gemisch	29,2	23,8	38,6	3,6	1,8
5	Magermilch	30,2	24,1	40,6	3,8	1,4

Die Ergebnisse dieser Untersuchungen lassen sich kurz folgendermaßen zusammenfassen:

1. Bei Kälbern tritt in Abhängigkeit vom Lebensalter besonders beim Übergang von ausschließlicher Vollmilchnahrung (1. Monat) zur Ohne-Milch-Nahrung (6. Monat) ziemlich regelmäßig eine Veränderung der Zusammensetzung des Depotfettes ein, in dem Sinn, daß der Prozentgehalt an Palmitin- und Stearinsäure zu- und der der Myristin- und Linolsäure abnimmt. Analoge Veränderungen fanden sich bei der Ratte.

2. Bei jungen Laboratoriumstieren (jungen Ratten, Mäusen, Hunden) zeigen die charakteristischen Fettwerte für das periviszerale Fett bei den mit vitaminisierter Magermilch ernährten Tieren nur geringe Unterschiede gegenüber den Vollmilchtieren im Sinne einer bei den ersteren größeren Tendenz zur Annäherung der Werte an die bei erwachsenen Tieren, mit Ausnahme der Jodzahl, die bei den Magermilchtieren niedriger war.

3. Bei den Kälbern überschreiten, allerdings nur in geringem Maße, die das Fett charakterisierenden Werte die Fehlergrenzen der Analyse; am meisten die Differenz für Linolsäure.

Diese Unterschiede vereinigen sich zu einer rascheren Angleichung des Fettes der nach USUELLI-PIANA ernährten Kälber an die chemische Struktur des Fettes bei erwachsenen Tieren, sowie einem geringeren Gehalt an Fettsäuren jenseits der Palmitinsäure, d. h. derjenigen, für die bei den höheren Organismen die Schwierigkeit eigener Synthese besteht. Hierin liegt auch wohl der Grund für die paradoxe Verringerung der Jodzahl bei den so ernährten Tieren.

4. Die wöchentlich einmalige intramuskuläre Applikation von 800 000 I. E. von natürlichem Vitamin A und von 200 000 I. E. Vitamin D_3 konnte in vielen Fällen den Ausbruch von Diarrhoe nicht verhindern; auch das Wachstum war beeinträchtigt. Hiergegen ermöglicht die wöchentlich einmalige Darreichung per os von 35 cc eines Vitaminpräparates mit 700 000 I. E. natürlichen Vitamins A und 175 000 I. E. Vitamin D_3 die Aufzucht von Kälbern allein mit Magermilch mit sehr guten Erfolgen, wobei dieses Verfahren hinsichtlich der Zunahmen des Körpergewichtes allerdings hinter demjenigen mit täglichen Vitamingaben etwas zurückbleibt.

Diese Untersuchungen haben also neben anderem gezeigt, daß, wenn auch die Wirkung parenteraler Stöße von Vitamin D außer Zweifel steht, soweit es die Rachitis-prophylaxe und -heilung betrifft, hiergegen die Wirksamkeit des Vitamins A hinsichtlich seiner epithelschützenden Wirkung auf die Schleimhaut des Magen-Darmkanals von der Aufnahme per os abhängig ist.

5. Zum mindesten in den Monaten, in denen es möglich ist, frisches Gras oder andere Vitamin C-Quellen den jungen Tieren zu geben, kann die Magermilch nach Konservierung mit elektrolytisch an Sauerstoff angereichertem Wasser, das gleich nach dem Zentrifugieren zugesetzt wird, für die Kälberfütterung nach USUELLI-PIANA benutzt werden, auch noch 12 Stunden nach dem Zentrifugieren; bei diesen Tieren erwies sich die mittlere tägliche Zunahme von 816 g als etwas niedriger wie bei ganz frischer Magermilch, doch immerhin noch befriedigend.

Im Hinblick auf die Anwendung der USUELLI-PIANA'schen Methode in kleinen Wirtschaften, die keine Zentrifuge haben und durch Verträge an die Lieferung der Milch zu den genossenschaftlichen Molkereien und Käsereien gebunden sind, wurden von Dr. MAINARDI in der Versuchsstation für Tierzucht in Mailand Untersuchungen durchgeführt, um den *Konservierungsgrad der Magermilch* im Vergleich zu dem der Vollmilch und die Wirksamkeit des elektrolytisch an Sauerstoff angereicherten Wassers auf die *Konservierung der Magermilch* und ihrer Verwendbarkeit für die Kälberfütterung festzustellen. Diese Versuche hatten folgendes Ergebnis:

1) Die zentrifugierte Milch säuert unter sonst gleichen Bedingungen rascher als Vollmilch, infolge bakterieller Vorgänge. Tabelle 7 zeigt die entsprechenden Veränderungen des p_H in 4 Proben von Voll- und Magermilch nach einer Anfangs-p_H von 6,70 nach 4—24 Stunden und bei Temperaturen von 5—35°.

2) Das durch Elektrolyse an Sauerstoff angereicherte Wasser, das der Magermilch im Verhältnis 2 auf 1000 zugesetzt wird, übt nicht nur eine bakteriostatische, sondern auch bakterizide Wirkung aus und eignet sich daher zur Konservierung der Magermilch für eine genügend lange Zeit.

Tabelle 7

Temp. °C	Milchnahrung	Dauer der Konservierung			
		4 Stunden	8 Stunden	12 Stunden	24 Stunden
5	Vollmilch	6,65	6,55	6,45	6,15
5	Magermilch	6,55	6,30	6,15	5,80
15	Vollmilch	6,55	6,50	6,45	5,00
15	Magermilch	6,10	5,90	5,20	4,90
25	Vollmilch	6,40	5,00	4,70	4,30
25	Magermilch	6,00	4,90	4,50	4,15
35	Vollmilch	6,10	4,90	4,80	4,00
35	Magermilch	5,50	4,80	4,30	4,00

Die Tabelle 8 gibt sodann den mittleren Bakteriengehalt von 5 Proben frisch gemolkener Milch vor und nach dem Zentrifugieren, durch die auf Petrischalen ausgezählten Kolonien an.

Tabelle 8

Vollmilch	Magermilch
23 400 000	246 400 000

Tabelle 9 zeigt die mittleren Veränderungen des p_H in 5 Proben der Voll- und Magermilch von 4—24 Stunden mit und ohne Konservierung mit Sauerstoffwasser.

Tabelle 9

Dauer der Konservierung	35° C		35° C + Sauerstoffwasser	
	Vollmilch	Magermilch	Vollmilch	Magermilch
4 Stunden	6,15	5,50	6,60	6,65
8 „	5,10	4,90	6,55	6,50
12 „	4,90	4,60	6,50	6,40
24 „	4,20	4,10	6,40	6,30

Für die gleichen Milchproben weist die Tabelle 10 die Veränderungen des Bakteriengehaltes auf; die Zahlen betrugen zu Anfang des Versuches 12 980 000 bzw. 118 560 000.

Tabelle 10

Dauer der Konservierung	35 ° C		35 ° C + Sauerstoffwasser	
	Vollmilch	Magermilch	Vollmilch	Magermilch
4 Stunden	20 000 000	526 000 000	7 580 000	80 060 000
8 „	158 000 000	980 000 000	1 220 000	13 900 000
12 „	676 000 000	3 340 000 000	396 000	1 230 000
24 „	1 940 000 000	10 860 000 000	13 000	25 800

6. Die Kälberaufzucht nach USUELLI-PIANA hat für die Tierzüchter auch unabhängig von den Preisschwankungen für Milch und Butter erhebliche ökonomische Vorteile ergeben.

7. Zum Schlusse kann bestätigt werden, daß durch diese Methode im Vergleich zu anderen bisher verwendeten Methoden das Problem der Kälberaufzucht mit Magermilch als praktisch vollkommen gelöst betrachtet werden kann.

Vom theoretischen Standpunkt führen die damit erhaltenen Ergebnisse für die Tierzucht zu Betrachtungen von allgemeinem biologischem Interesse hinsichtlich des Fett-Eiweiß-Verhältnisses in der Ration und des Bedarfes an bestimmten Fettstoffen.

Bezüglich des ersteren können wir sagen, daß zur Zeit von CRUSIUS, WOLF und GAROLA die Bedeutung der Fette als Vitaminträger noch nicht bekannt war, so daß wir in ihren Ergebnissen unschwer die Anzeichen von Hypovitaminose erkennen können; heute muß das Fett-Eiweiß-Verhältnis unter dem Gesichtspunkt der fettlöslichen Vitamine betrachtet werden; die weiteren Versuche in der Versuchsstation für Tierzucht in Mailand werden die näheren Beziehungen zwischen dem Eiweiß als Aufbaustoff des tierischen Organismus und dem Vitamin A als Katalysator des Wachstums darzulegen versuchen.

Hinsichtlich des Bedarfes an spezifischen Fettstoffen läßt sich nach den Ergebnissen von USUELLI und PIANA noch nichts Näheres sagen, weil wir den Bestand der fötalen Reserven besonders an ungesättigten Fettsäuren beim Rinde wie auch die Fettsäure-Zusammensetzung des Vitaminträgers an ungesättigten Fettsäuren, speziell an Linol- und Linolensäure, noch nicht kennen, welch letztere jetzt im Vordergrund des Interesses stehen. Hierbei ist bemerkenswert, daß die nach USUELLI-PIANA ernährten Tiere (es handelt sich bisher um einige Zehntausende) normal und bei bester Gesundheit wachsen mit einer Fettzufuhr, die in dem restierenden Fett der Magermilch und in dem Vitaminträger insgesamt höchstens 12 g täglich beträgt, also 30 mal weniger als bei Vollmilch, und darin, im Verhältnis zum Gewicht, viel weniger als 70 bis 80 mg täglich an Linol- und Linolensäure, wie sie BURR für die Ratte erforderlich hält zur Bekämpfung der von ihm beschriebenen Fettmangel-Dystrophie.

Zusammenfassung

Die von USUELLI und PIANA angegebene Methode für die Aufzucht der Kälber in der ersten Lebenszeit besteht in der Ernährung allein durch vitaminisierte Magermilch. Der Vitaminzusatz beträgt täglich 100 000 I. E. Vitamin A und 25 000 I. E. Vitamin D.

Die schon bei der Colostrum-Fütterung der 1. Lebenswoche an die Aufnahme größerer Flüssigkeitsmengen gewöhnten Tiere erhalten von der 2. Woche an nur noch vitaminisierte Magermilch, am Ende der dritten bereits 13 l täglich und weiter je 14 l, vom 21. Tage dann auch Heu, Grünfutter und Kleie. Die Herabsetzung der Magermilch beginnt in der 10.—13. Woche und ist im 4.—6. Monat beendet.

Obwohl hierbei 1 l Vollmilch durchschnittlich nur durch $1^1/_2$ l Magermilch, die einen geringeren Caloriengehalt haben, ersetzt wird, sind Zunahme und Nährstoffverbrauch pro kg Zunahme gleich oder besser wie bei Vollmilchernährung; dies wird auf die bei der Magermilch höhere Aufnahme von Eiweiß- und Mineralstoffen zurückgeführt.

Aus den Untersuchungen der Fleischqualität und der Fetteigenschaften der so ernährten Tiere, wofür außer Kälbern auch Hunde, Kaninchen, Ratten und Mäuse herangezogen wurden, wird auf Grund der Fettzahlen zunächst angegeben, daß das Depotfett beim Übergang von Vollmilch zur Ohne-Milch-Ernährung eine Zunahme an Palmitin- und Stearinsäure, sowie Abnahme an Myristin- und Linolsäure erfährt.

Das Fett der Vitamin-Magermilch-Tiere zeigt eine im Vergleich zur Vollmilchernährung raschere Angleichung der chemischen Fettstruktur an die bei Erwachsenen.

Das Milchfett wird von USUELLI und PIANA im Wesentlichen als Vitaminträger aufgefaßt und hinsichtlich seines Energiewertes durch Milcheiweiß und Milchzucker ersetzbar gehalten.

Literaturverzeichnis

USUELLI, F. und G. PIANA: L'Integrazione vitaminica nell'alimentazione esclusiva con latte scremato. Atti della Società Lombarda di scienze medico-biologiche. 1. 1946. Nr. 8.

USUELLI, F und G. PIANA: Tre anni di sperimentazione sull'alimentazione esclusiva con latte centrifugato reintegrato con vitamine A e D. Boll. della Soc. Ital. di Biol. speriment. 25. 1949. Nr. 6.

USUELLI, F. und G. PIANA: Nuove ricerche sul valore alimentare del latte scremato vitaminizzato. Il mondo del latte. 1950. Nr. 10.

MAINARDI, B.: Ricerche sulla conservazione del latte centrifugato ai fini dell'applicazione del methodo Usuelli-Piana nella piccola azienda. Annali della sperimentazione agraria. Roma, Nuova serie 3. 1949. Nr. 4. 955.

Aus dem Institut für Tierzucht der Veterinärmedizinischen Fakultät
der Humboldt-Universität Berlin
(Direktor: Prof Dr. W. STAHL)

Dr. E. WIESNER

DIE AUFZUCHT UND ERNÄHRUNG MUTTERLOSER KANINCHEN-SÄUGLINGE

In der einschlägigen Literatur, die sich mit der Haltung, Fütterung und Zucht der Kaninchen befaßt, lassen sich bisher jegliche genauen Angaben über die Aufzucht mutterlos gewordener Kaninchensäuglinge vermissen. Ist eine derartige Aufzucht beim Kalb im allgemeinen völlig problemlos und auch bei den anderen Haustieren durchaus möglich, stößt sie doch beim Kaninchen auf verschiedene nicht unerhebliche Schwierigkeiten.

Das Kaninchen ist bereits in ausgewachsenem Zustand ein Sorgenkind von Besitzer und Tierarzt, da es relativ stark empfindlich gegen verschiedene Krankheiten, zum anderen aber dann auch noch therapeutisch sehr refraktär ist, so daß selbst bei angestrengtesten Bemühungen von Tierarzt und Besitzer leider oft als ultimum refugium die Bratpfanne bereitsteht. Wieviel gefährdeter aber sind Kaninchensäuglinge, denen die bereits Abwehrstoffe enthaltende Muttermilch plötzlich entzogen oder gar von vornherein vorenthalten wird!

Ein weiteres Moment, das die Schwierigkeiten der Aufzucht mutterlos gewordener Kaninchensäuglinge noch vergrößert, ist in der unterschiedlichen Zusammensetzung der Kaninchenmilch und der Milchen unserer anderen Haustiere zu erblicken. Diese Unterschiede betragen nach KÖNIG (siehe ELLENBERGER und SCHEUNERT [1]) (Tabelle 1):

Tabelle 1

	Wasser	Trockensubst.	Eiweiß	Fett	Zucker	Salze
Kaninchen . . .	69,50	30,50	15,54	10,45	1,95	2,56
Kuh	87,27	12,37	3,39	3,68	4,94	0,72
Ziege	86,88	13,12	3,76	4.07	4,44	0,85
Hund	77,00	23,00	9,72	9,26	3,11	0,91
Katze	81,63	18,37	9,08	3,33	4,91	0,58

MANGOLD und FANGAUF [2] glauben eine Begründung für den hohen Nährstoffgehalt der Kaninchenmilch darin zu sehen, daß das Wildkaninchen seine Jungen nur einmal täglich säugt und diese Nahrung für 24 Stunden vorhalten muß, und daß die Absonderung größerer Urinmengen in die Nisthöhle zu Schädigungen führen könnte.

Beide Verfasser schreiben weiter, daß die in noch sehr unentwickeltem Zustand geborenen Kaninchen in den ersten Lebenswochen vollständig, nach Verlassen des Nestes, also etwa im Alter von 3—4 Wochen, in abnehmendem Maße von der Muttermilch abhängig sind.

Unter diesen Umständen erscheint es von vornherein fraglich, ob es gelingt, eine Säuglingsaufzucht ohne Muttertier zu betreiben.

Eigene Untersuchungen

Im vorliegenden Fall handelt es sich um einen Wurf Kleinchinchilla, der im zeitigen Frühjahr geboren wurde. Die Mutter der sechs Tiere verendete am 13. Tage post partum, also innerhalb der Zeit, in der die Säuglinge nach MANGOLD und FANGAUF vollständig von der Muttermilch abhängig sind, an einer Bipolarenseptikämie. Unter normalen Verhältnissen wäre von einer Aufzucht der mutterlosen Kaninchen abgesehen worden. Da die Tiere jedoch zu einem Stamm gehören, der in einem langfristigen Vererbungsversuch steht, sollte ihre Erhaltung nach Möglichkeit gesichert werden. Um die Ergebnisse als Versuch vergleichend auswerten zu können, wurde eine Kontrollgruppe angesetzt, ein gleichfalls aus sechs Kleinchinchillas bestehender Wurf der Schwester der verendeten Häsin. Beide Würfe hatten außerdem den gleichen Vater.

Die Übersicht der Werte in obiger Milchtabelle zeigt, daß die Verwendung einer Hundeamme u. U. erfolgreich sein könnte, da sich von unseren Haustiermilchen Hunde- und Kaninchenmilch noch am nächsten kommen. Da eine Hündin jedoch nicht zur Verfügung stand, wurde nach eigenem Rezept ein Muttermilchersatz gemischt, der der Kaninchenmilch zwar nicht gleicht, ihr jedoch wenigstens in Bezug auf ihre chemische Zusammensetzung wesentlich näher kommt, als reine Kuhmilch.

Unter butyrometrischer Kontrolle wurde aus Vollmilch und Sahne ein Gemisch hergestellt, dessen Fettgehalt ungefähr an der oberen Leistungsgrenze des Gerätes bei 7% lag. Von 100 ccm dieser Sahne-Milch wurde mit 10,0 ganz fein gesiebtem Hafermehl eine Suppe gekocht, zu der dann

1,0 Casein (72,74% Rohprotein),
0,5 NaCl,
0,5 Afarom (Calc. phosphor., Calc. carbonic., Ferrum metall. pulv., Cuprum sulf., Acid. arsenic., Aromatica),
2,0 Mohrrübensaft, und
0,5 Vitamin D_2 in öliger Lösung, das sind 45 000 i. E., gegeben wurden *.

Von einer höheren Caseinzugabe wurde abgesehen, da sich Casein nur in alkalischen Medien, nicht jedoch in Wasser oder Milch löst und darum im Milchersatz nicht gleichmäßig hätte verteilt werden können und es außerdem nicht bekannt war, wie die Verträglichkeit des Caseins sein würde.

Eine Analyse des ganzen Gemisches ergab nunmehr folgende Werte (Tab. 2):

* Die chem. Analysen führte Frl. RAHN durch, die Wägungen von Futter und Tieren nahm Herr WEBER vor.

Tabelle 2

	Wasser	Trockensubst.	Eiweiß	Fett	N-frei	Salze
Milchgemisch . . .	78,94	21,06	4,72	8,46	5,75	2,13
Kaninchenmilch . .	69,50	30,50	15,54	10,45	1,95	2,56
Kuhmilch	87 27	12,37	3,39	3,68	4,94	0,72

Auffallend ist hierbei das wenig bestechende Eiweißverhältnis unseres Milchgemisches gegenüber der Kaninchenmilch. Infolge des oben geschilderten chemischen Verhaltens des Caseins sahen wir jedoch keine Möglichkeit. den Eiweißgehalt zu erhöhen.

Am Morgen nach dem in der Nacht erfolgten Tod der Häsin wurden die Jungen, die kurz zuvor die Augen geöffnet hatten, das Nest jedoch noch nicht verließen, mit ihrem gesamten Nest in einen mit Heu halb gefüllten Korb gesetzt und in einen auf 30° temperierten Raum verbracht. Diese Temperatur wurde die ersten vier Tage beibehalten, danach bis zum Ende der 3. Lebenswoche auf 28° gesenkt und betrug von der 4. Woche an noch 22°. Sobald die Tiere das Nest verließen, wurde jeden zweiten Tag neues Heu eingestreut.

Die Durchführung der künstlichen Ernährung erfolgte mit Hilfe kleiner Puppenfläschchen, wie sie — mit Zuckerperlen gefüllt — im Handel sind (Abb. 1 u. 2). Um das Risiko des Überganges von der Muttermilch zum Milchgemisch nicht allzu groß zu gestalten, wurden in den ersten beiden Tagen in drei Mahlzeiten je Tier insgesamt nur 8 ccm täglich verfüttert. Es zeigte sich hierbei, daß die Tiere den Gumminuckel in der ersten Zeit nur widerwillig annahmen, nach der Annahme jedoch dem Sauggeschäft innig nachgingen. Bereits vom 16. Lebenstage an, also dem dritten Tag der künstlichen Ernährung, wurde neben täglich dreimaliger Verabreichung des Milchgemisches Beifutter gereicht, und zwar zunächst nur geringe Mengen von Heu, Mohrrüben und Salzkartoffeln, von der 5. Woche an auch Grünfutter und von der 7. Woche außerdem Haferflocken.

Milchverzehr, Futteraufnahme und Nährstoffverzehr pro Tier und Tag für die ersten acht Lebenswochen der Versuchstiere finden sich in nachfolgender Tabelle 3.

Tabelle 3

Lebenswoche	Milchgemisch	Gras	Heu	Kart.	Mohrrüben	Haferflocken	verdaul. Nährstoffe			Eiweiß-Verh.
							Eiweiß	N-frei	Ges.	
3.	14,6		3,0	10,0	4.0		0,98	6,96	7,94	1 : 7,1
4.	11,4		3,0	20,0	7,0		0,99	8,57	9,56	1 : 8,65
5.	11,47	5,0	3.0	40,0	12,0		1,42	13.74	15,16	1 : 9,67
6.	17,71	13,0	3,0	60,0	15,0		2,2	20,52	22,72	1 : 9,33
7.	15,44	30,0	3,0	60,0		15,0	3,93	30,16	34,09	1 : 7,67
8.	9,92	45,0		60,0		20,0	4,42	32,58	37,00	1 : 8,37

Auch hierbei fällt das relativ schlechte Eiweißverhältnis auf, das durchaus nicht den Anforderungen entspricht, die man an die Ernährung wachsender Individuen stellen muß. Es ist bedingt durch die zu kleine Eiweißkomponente im Milchgemisch und durch die Beifütterung von Kartoffeln und Haferflocken, die beide einen zu hohen Prozentsatz N-freier Nährstoffe enthalten, der das Eiweiß-Verhältnis ungünstig beeinflußt.

Die Kontrollgruppe blieb, um das Leben der für unsere anderen Versuche wertvollen Tiere nicht unnötig zu gefährden, zunächst vier Wochen aus-

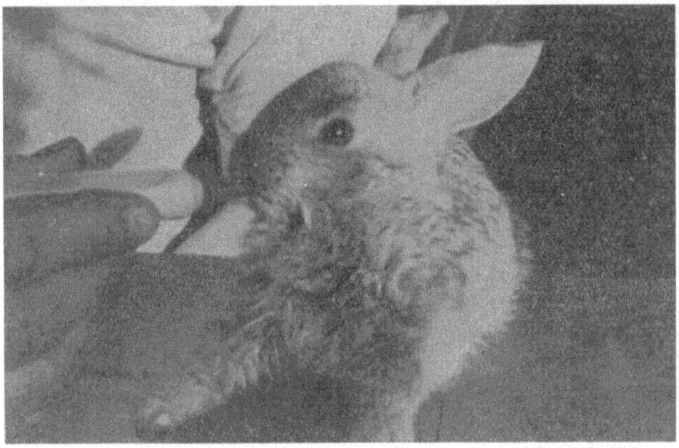

Abb. 1

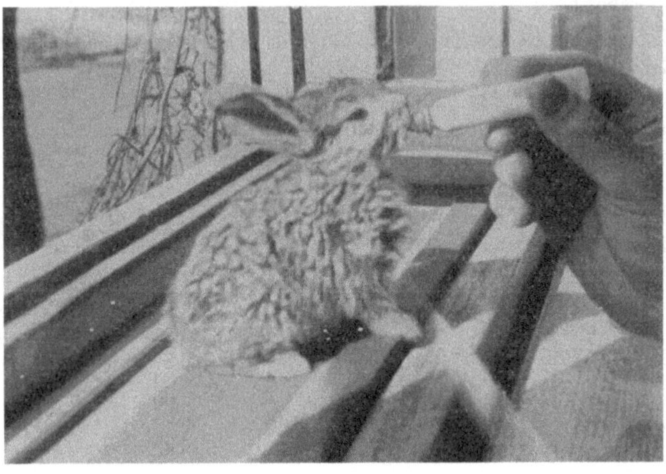

Abb. 2

schließlich bei der säugenden Mutter. Vom Beginn der 5. Lebenswoche an wurden die Tiere nur nachts bei der Mutter belassen, um ihnen Gelegenheit zum Saugen zu geben, am Tage erhielten sie gesondert Beifutter in den unten angegebenen Mengen (Tabelle 4). Da die aufgenommenen Muttermilchmengen nicht kontrolliert werden konnten, mußte die Berechnung des Eiweiß-Verhältnisses für die Gesamtnahrung der Tiere unterbleiben und konnte nur für die Zusatzernährung erfolgen. Das Eiweiß-Verhältnis ist darum **n i c h t** mit dem bei der künstlichen Ernährung vergleichbar.

Tabelle 4

Lebenswoche	Vollmilch	Gras	Heu	Kart.	Mischfutter	verdauliche Nährstoffe Eiweiß	N-frei	Ges. Nährst.	Eiweiß-Verh.
5.	33,33	58,33		11,0	1,7	2,74	11,79	14,53	1 : 4,3
6.	41,66	62,08		14,58	5,5	3,29	15,3	18,59	1 : 4,65
7.	50,0	63,3	3,0	16,25	4,2	3,71	17,76	21,47	1 : 4,78
8.	83,3	53,7		8,3	25,8	5,09	25,89	30,98	1 : 5,08

Das Mischfutter enthielt zu gleichen Teilen Rapsextraktionsschrot, grobe Weizenkleie, gequetschten Hafer, Diffusionsschnitzel.

Es fällt auf, daß der Nährstoffgehalt des Beifutters der Kontrollgruppe bereits bedeutend höher war, als der des Gesamtfutters der künstlich ernährten Tiere, obwohl erstere dieses Beifutter noch zusätzlich zur Muttermilch erhielten. Entsprechend waren darum auch die unten angegebenen Zahlen der Gewichtsentwicklung (Tabelle 5).

Vom ersten Tage der künstlichen Ernährung an waren die Tiere der Versuchsgruppe sehr munter. Nur ein Kaninchen zeigte ein einziges Mal geringe Durchfallserscheinungen, die nach einem halben Tage ohne jegliche medikamentöse Behandlung wieder verschwunden waren. Die Gewichtszunahmen, täglich kontrolliert, zeigten stetige, wenn auch langsame Fortschritte (Abb. 3). Im Vergleich zu den normal aufwachsenden Kaninchensäuglingen fallen sie jedoch ganz erheblich schlechter aus, ein Beweis, daß auch in der Kaninchenzucht das Fehlen der Muttermilch nicht ohne Folgen für die Säuglinge bleiben kann. Bei fast gleichem Geburtsgewicht wiesen die normal aufgezogenen Kaninchensäuglinge bereits mit 7 Wochen etwa das gleiche Gewicht auf, wie die künstlich ernährten mit 12 Wochen. Mit Rücksicht auf die uns viel zu gering erscheinenden Zunahmen der Versuchstiere, haben wir diese auch über die 4. Woche hinaus noch etwa weitere 4 Wochen gezwungen, täglich etwas Milchgemisch aufzunehmen, obwohl sie z. T. nur noch wenig Lust zum Verzehr flüssiger Nahrung zeigten.

Tabelle 5

Lebensalter	Durchschnittsgewichte der 6 normal aufgezogenen Kaninchen Gramm	Durchschnittsgewichte der 6 künstlich aufgezogenen Kaninchen Gramm
Geburt	59	52
1 Woche	108	98
2 Wochen	166	142
3 „	221	159
4 „	385,5	199
5 „	521	229
6 „	774,5	323
7 „	926	388
8 „	1033	493
9 „		592
10 „		773,5
11 „		849,5
12 „		981

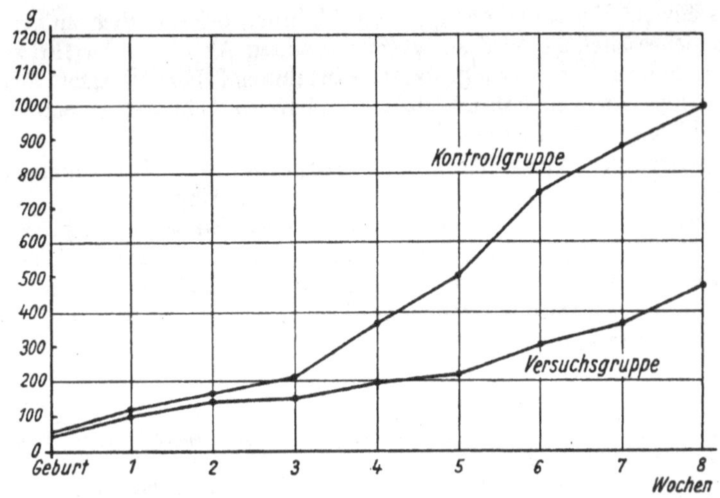

Abb. 3

Um bei den Versuchstieren, bei denen uns der Gesamtnährstoffverbrauch genau bekannt war, Futterverzehr und Gewichtszunahme in einer Zahl zum Ausdruck bringen zu können, haben wir nach MANGOLD und FANGAUF[2] die sog. Verwertungszahl errechnet (Tabelle 6). Die Zahl teilt mit, wieviel Gesamtnährstoff zur Erzeugung von 100,0 g Gewichtszunahme erforderlich sind, ihre Berechnung erfolgt nach der Formel:

$$\frac{\text{Nährstoffverbrauch}}{\text{Zunahme}} \times 100.$$

Die Verwertungszahl ist um so günstiger, je niedriger sie liegt und sie wird beispielsweise für die Kaninchenmast bis zu einer Höhe von 1000 als wirtschaftlich noch tragbar angegeben.

Tabelle 6

	2.	3.	4.	5.	6.	7.	8. Woche
Körpergewicht in g . .	142	159	199	229	323	388	493
Zunahme in g		17	40	30	94	65	105
Nährstoffverbrauch in g .		58,1	65,52	110,25	164,85	250,88	273,25
Verwertungszahl . . .		341,8	163,8	367,5	173,5	385,9	260,26

Kritische Betrachtung und Zusammenfassung

1. Es wird der Versuch unternommen, mutterlos gewordene Kaninchensäuglinge vom 13. Lebenstage an künstlich zu ernähren.
2. Um eine Milch zu erhalten, die in der chemischen Zusammensetzung der Kaninchenmilch nahe kommt, wurde ein Milchgemisch nach eigenem Rezept zusammengestellt.
3. Neben dem Milchgemisch wurde den Kaninchensäuglingen bereits von der dritten Lebenswoche an Beifutter gereicht.

4. Das Eiweiß-Verhältnis der gesamten Nahrung der künstlich aufgezogenen Kaninchensäuglinge wird als zu weit erachtet. Als Grund hierfür wird die zu reichliche Verfütterung von Kartoffeln und Haferflocken angesehen, die beide einen zu hohen Gehalt an N-freien Nährstoffen besitzen, der das Eiweißverhältnis herabdrückt.
5. Der Gewichtsvergleich der Versuchsgruppe mit einer Kontrollgruppe, die Muttermilch + Beifutter erhielt, fiel stark zu Ungunsten der Versuchsgruppe aus. Die Verwertungszahl bewegt sich jedoch in tragbarer Höhe.
6. Abschließend kann gesagt werden, daß die Aufzucht zwei Wochen alter mutterloser Kaninchen zwar schwierig, jedoch durchaus möglich ist, wenn sich auch das Fehlen der Muttermilch in der Entwicklung der Tiere stark bemerkbar macht.

Literatur

[1] ELLENBERGER, W. u. A. SCHEUNERT: Lehrbuch der Vergleichenden Physiologie der Haussäugetiere. 3. Aufl. Berlin, Parey 1925.
[2] MANGOLD, E. u. R. FANGAUF: Handbuch der Kaninchenfütterung, Neumann-Verlag, Radebeul u. Berlin 1949.

Aus dem Institut für Tierzucht der Martin-Luther-Universität Halle-Wittenberg
(Direktor: Prof. Dr. WUSSOW)

W. WUSSOW, K. FUNK, J. WENIGER

DIE VERDAULICHKEIT VON FUTTERHEFE VERSCHIEDENER HERKUNFT BEI DER VERFÜTTERUNG AN SCHWEINE

Die Tatsache, daß die Fütterung der Schweine im Gegensatz zum Rind auf einen gewissen Prozentsatz vollwertigen, tierischen Eiweißes angewiesen ist, macht ihre Ernährung für uns im Hinblick auf die Eiweißversorgung aus dem eigenen Lande zu einem größeren Problem als die der Rinder, bei denen wir durch Verbesserung des Grünlandes und Forcierung des Feldfutter- und Zwischenfruchtbaues bereits in der Lage wären, die Eiweißversorgung weitgehendst sicher zu stellen. Wurden vor dem Kriege beträchtliche Mengen von Fischmehl und anderen hochwertigen Eiweißfuttermitteln nach Deutschland zur Schweinefleischerzeugung importiert, so ging man während und nach dem Kriege dazu über, andere Eiweißfuttermittel wie Futterhefen und Eiweißkonzentrate an Schweine zu verfüttern. Die Nährhefen, die ursprünglich für die menschliche Ernährung hergestellt wurden, um auch hier die „Eiweißlücke" schließen zu helfen, sind heute zu einem beachtlichen Futtermittel ebenfalls in der Ernährung unseres Nutzviehbestandes geworden.

Da die Nährhefen nach verschiedenen Herstellungsverfahren und aus unterschiedlichem Ausgangsmaterial gewonnen werden, war zunächst festzustellen, inwieweit ihr Futterwert Schwankungen unterworfen ist und ihr verstärkter Einsatz in der Fütterung nachteilige Folgen haben könnte. Untersuchungen über die Verdaulichkeit und biologische Eiweißwertigkeit von Bierhefe an Schweinen und Wiederkäuern wurden von MANGOLD, COLUMBUS und PEHAM [3] durchgeführt. Über die Dauerfütterung von Nadelholz-Sulfitablaugehefen an Ratten wurde von MANGOLD, COLUMBUS und HOCK [2] gearbeitet und keine nachteiligen Folgen festgestellt. Den Futterwert von Sulfitablaugehefen bei Wiederkäuern und Schweinen untersuchten RICHTER und GAFERT [6] und RICHTER und EHINGER [5]. Ein Vergleich der Ergebnisse ersterer Arbeit mit unseren Ermittlungen findet später statt. Eine Zusammenstellung über die Eingnung der aus Sulfitablaugen erzeugten Hefen gibt BUTSCHECK [1]. Auch dieser Autor kommt zu dem Ergebnis, daß diese Hefen ein sehr gutes Nahrungs- und Futtermittel darstellen. Über die Verdaulichkeit der Hefen auf Melassebasis hergestellt liegen jedoch an Schweinen noch keine Untersuchungen vor.

In der vorliegenden Arbeit dehnte sich die Feststellung der Verdauungskoeffizienten auf 3 verschiedene Futterhefen aus, die in der Filmfabrik Agfa Wolfen, in der Melasseverwertung Schönebeck und in der Zuckerraffinerie Dessau hergestellt wurden. Die Hefe von Wolfen ist eine Sulfitablaugehefe, wobei dieses Werk Buchenholz verwendet, während Schönebeck und Dessau Hefen auf Melasse bzw. Melasse-Nadelholzhydrolysatbasis herstellen. Die Sulfitablauge- und Melassehefen unterscheiden sich im Herstellungsverfahren und Ausgangsmaterial grundsätzlich voneinander.

Die Sulfitablaugehefe Wolfen fällt als Nebenprodukt bei der Zellstoffherstellung aus Holz an. Nach Aufschluß des Holzes mit Calciumbisulfit entstehen Sulfitablaugen. Diese werden im heißen Zustand zur Entfernung der schädlichen schwefligen Säure belüftet, mit Kalk neutralisiert und geklärt. Nach der Abkühlung erfolgt ein Zusatz von Nährsalzen, welche dem Hefepilz (Torula utilis), der sich auf Pentosen bzw. Hexosen der Ablauge entwickelt, die beste Möglichkeit zum Wachstum geben. Die so vorbereitete Nährlösung gelangt in große Gärbütten, in denen unter reichlicher Belüftung das Wachstum des Hefepilzes beginnt. Ist dieses nach ungefähr 8 Stunden abgeschlossen, wird die Flüssigkeit durch mehrere Reinigungsgänge von verschiedenen unliebsamen Bestandteilen befreit, in Separatoren eingedickt und schließlich auf Trockenwalzen zu Trockenhefe bereitet. Dieses Fabrikat aus Wolfen zeigt eine helle Ockerfarbe.

Bei der Hefebereitung aus Melasse unterscheidet man 2 Herstellungsverfahren, bei welchen einmal die Hefe, beim anderen der Alkohol das Hauptprodukt bilden. Bei den vorliegenden Melassehefen aus Dessau und Schönebeck haben wir es mit solchen nach dem zweiten Herstellungsverfahren zu tun. Danach wird die Melasse zur Rohspritgewinnung zunächst einer alkoholischen Gärung unterzogen. Die aus der Spritherstellung anfallende Bodensatzhefe kam in dem Fabrikat der Melasseverwertung Schönebeck bei unseren Versuchen zum Einsatz und ist somit eine Gärhefe. Heute ist dort das Verfahren insofern erweitert worden, als der gesamte entgeistete Rückstand der Spiritusfabrikation, welcher Hefearten aus der alkoholischen Gärung enthält, nochmals unter Zusatz geringer Mengen Nährstofflösung zur Züchtung des Torulapilzes benutzt wird. Dieser entwickelt sich hier im Gegensatz zu den

Sulfitablaugehefen vorwiegend auf organischen Säuren. Also enthält diese Hefe ein Gemisch von Gär- und Wuchshefen.

Das Fabrikat, welches wir für unsere Untersuchungen von Dessau bezogen hatten, setzte sich aus Melassebodensatzhefe nach obiger Beschreibung und aus Hefen der Nadelholzhydrolysation zusammen, welche letztere ebenfalls zum Zwecke der Alkoholgewinnung vorgenommen wird. Neuerdings findet eine Holzverarbeitung aus Sprit in Dessau nicht mehr statt; es wird hier ebenfalls nur noch Melasse verwendet, mit dem Unterschied gegenüber Schönebeck, daß vor der Verhefung der Melasseschlempe mit Torulapilzen eine Enthefung des Rückstandes aus der alkoholischen Gärung stattfindet. Beide Hefen sind aber im Endprodukt wieder vereinigt, wobei die Dessauer Hefe heute wahrscheinlich einen geringeren Prozentsatz von Torulahefen aufweist. Das Aussehen der Melassehefen ist wesentlich dunkler. Die Schönebecker war kräftig braun gefärbt; die Dessauer zeigte einen noch dunkleren, kaffebraunen Farbton.

Durchführung der Ausnutzungsversuche

Zur Feststellung der Verdauungskoeffizienten verschiedener Hefen wurden jeweils 2 männliche kastrierte Schweine im Gewicht von 75 kg eingestellt. Die Versuchszeit umfaßte einen Grundversuch zur Ermittlung des Verdauungswertes des aus einer Gerste-Kartoffelflocken-Mischung bestehenden Grundfutters und einem Hauptversuch mit Trockenhefe. Der Grundversuch dauerte 20 Tage, wobei in der zweiten Hälfte der Kot quantitativ gesammelt, gewogen und in aliquoten Mengen zur Analyse vorbereitet wurde. Der daran sich anschließende Hauptversuch umfaßte ebenfalls 20 Tage bei einer zehntägigen Kontrollzeit zur Kotuntersuchung.

Die *Analysenergebnisse der einzelnen Hefen* sind aus Tabelle 1 zu ersehen.

Tabelle 1

Nährstoffgehalt in % der ursprünglichen Substanz

Hefen	Trocken-substanz	Roh-protein	Roh-fett	Roh-faser	Asche	N.-freie Ex-traktstoffe	Organ. Subst.
Buchenholzhefe Wolfen	90,74	39,45	1,51	2,67	6,85	40,26	83,89
Melasse-Nadelholzhefe Dessau	87,51	42,05	1,21	1,87	12,67	28,71	74,84
Melasse-Bodensatzhefe Schönebeck	87,60	43,23	1,13	2,22	6,03	34,99	81,57
Nährstoffgehalt in % der Trockensubstanz							
Buchenholzhefe Wolfen	100,00	43,47	1,66	2,94	7,55	44,48	92,45
Melasse-Nadelholzhefe Dessau	100,00	48,06	1,38	2,14	14,48	33,94	85,52
Melasse-Bodensatzhefe Schönebeck	100,00	49,32	1,29	2,53	6,88	39,98	93,12

Den höheren Rohproteingehalt der Melassehefen bestätigt u. a. auch NÖCKER [4].

Das Versuchsfutter während des Hauptversuches setzte sich je Tier und Tag aus 1400 g Gerste, 350 g Kartoffelflocken und 250 g der jeweiligen Hefe zusammen. Die aus der Versuchsdurchführung errechneten *Verdauungskoeffizienten für Hefe* stellen sich auf folgenden Zahlen:

Tabelle 2

Hefen		Roh-protein	Roh-fett	Roh-faser	N.-freie Extraktstoffe	Organ. Subst.
Buchenholzhefe Wolfen .	Schwein I	83,0	—	—	91,0	82,2
	Schwein II	84,1	—	—	86,3	80,8
	Ø	83,5	—	—	88,6	81,5
Melasse-Nadelholzhefe Dessau	Schwein I	80,6	—	33,5	73,5	74,5
	Schwein II	74,2	—	19,0	78,6	71,7
	Ø	77,4	—	26,2	76,0	73,1
Melasse-Bodensatzhefe Schönebeck	Schwein I	84,0	88,8	—	80,0	80,0
	Schwein II	81,8	84,8	—	76,6	76,9
	Ø	82,9	86,8	—	78,3	78,4

Aus der Aufstellung der Verdauungskoeffizienten ist zu ersehen, daß die Sulfitablaugehefe Wolfen und die Melasse-Bodensatzhefe Schönebeck die höchste Verdaulichkeit zeigen. Die niedrige Verdaulichkeit der Melasse-Nadelholzhefe Dessau ist wahrscheinlich auf die Verwendung von Nadelholz zurückzuführen, welches wegen des hohen Harzgehaltes diese beeinträchtigt. Bemerkenswert erscheint uns auch der Zusammenhang zwischen Aschegehalt und Verdaulichkeit.

Auf Grund der Untersuchungen ergaben sich für die verschiedenen Hefen folgende *verdauliche Nährstoffe in % der ursprünglichen Substanz* (Tab. 3).

Tabelle 3

	Sulfitablaugehefe Wolfen	Melasse-Nadelholzhefe Dessau	Melassehefe Schönebeck
Rohprotein	32,94	32,55	35,84
Rohfett	—	—	0,98
Rohfaser	—	0,49	—
N.-freie Ertraktstoffe	35,67	21,82	27,40
Organ. Subst.	68,61	54,86	64,22

Die aus diesen Zahlen sich errechnenden *Futterwerte für die Schweine* ergaben sich aus Tabelle 4.

Tabelle 4

Hefen	g in 1 kg Futtermittel			g in 1 kg Trockensubstanz	
	Ges.-Nährst.	verd. Eiweiß	Eiweiß : Ges.-Nährst. 1 :	Ges.-Nährst.	verdaul. Eiweiß
Buchenholzhefe Wolfen	686,1	329,4	2,1	756,1	363,0
Melasse-Nadelholzhefe Dessau .	548,6	325,5	1,7	626,5	371,7
Melasse-Bodensatzhefe Schönebeck	654,9	358,4	1,8	747,2	408,9

Bei der Melassehefe bzw. Melasse-Nadelholzhefe weist die Schönebecker sowohl die höhere Verdaulichkeit als auch einen höheren Gehalt an Gesamtnährstoffen und verdaulichem Eiweiß auf. Die Buchenholzhefe zeigt trotz etwas höherer Verdaulichkeit einen etwas geringeren Gehalt an verdaulichem Eiweiß in der Trockensubstanz als Parallele zu ihrem niedrigeren Rohproteingehalt; im Gesamtnährstoffgehalt liegt sie aber am höchsten.

Vergleicht man die Ergebnisse mit anderen Arbeiten über die Verdaulichkeit der Hefen bei Schweinen, so ergibt sich nach RICHTER und GAFERT [6] für Buchenholz-Sulfitablaugehefen bei der Rohnährstoffuntersuchung ein geringer Unterschied beim Rohprotein und den N.-freien Extrakt-Stoffen gegenüber unseren Zahlen, wie nachstehend ersichtlich (Tabelle 5).

Tabelle 5. *Rohnährstoffe in % der Trockensubstanz für Buchenholzhefe*

	Rohprotein	Rohfett	Rohfaser	Asche	N.-freie Extraktstoffe	Organ. Subst.
RICHTER u. GAFERT [6] . .	47,60	1,50	2,35	7,40	41,15	92,60
Tierzuchtinstitut Halle .	43,67	1,66	2,94	7,55	44,48	92,45

Eine Gegenüberstellung der *Verdauungskoeffizienten* bei der Untersuchung ergaben nur merkliche Abweichungen bei den N.-freien Extrakt-Stoffen (Tabelle 6).

Tabelle 6

	Rohprotein	Rohfett	Rohfaser	N.-freie Extraktstoffe	Organ. Subst.
RICHTER u. GAFERT [6]	85,5	—	—	94,4	83,4
Tierzuchtinstitut Halle . . .	83,5	—	—	88,6	81,5

Zusammenfassung

1. Die Erzeugung von Nährhefe ist nicht auf den menschlichen Verbrauch beschränkt geblieben, sondern wird in steigendem Maße als Futterhefe zur Verfütterung an Nutztiere und so auch an Schweine herangezogen. Die verschiedenen Herstellungsverfahren und das unterschiedliche Ausgangsmaterial bei der Hefebereitung machen eine Untersuchung des Nährstoffgehaltes und der Verdaulichkeit verschiedener Hefen von Zeit zu Zeit notwendig, zumal in der Hefegewinnung laufend Fortschritte erzielt werden.

2. Im Tierzuchtinstitut Halle wurden 3 verschiedene Futterhefen auf ihre Verdaulichkeit an 2 Schweinen geprüft. Die Versuchsdurchführung wurde in der für Schweine üblichen Weise vorgenommen und gliederte sich in Grundfutter- und Hauptfutterversuche.

3. Die chemische Untersuchung ergab, daß die Buchenholzhefe nur 43,5%, die Melassehefen 48,1 und 49,3% Rohprotein aufwiesen.

4. Die Verdauungskoeffizienten für Rohprotein stellen sich mit 83,5% bei Buchenholzhefe und 82,9% bei einer Melasse-Bodensatzhefe am günstigsten. Die Melasse-Nadelholzhefe hatte einen Verdauungswert von 77,4%, wobei

wahrscheinlich dieser geringere Wert im Rohprotein auf die Verwendung von Nadelholz zurückzuführen ist.

5. Bei der Errechnung des verdaulichen Eiweißgehaltes stellten sich die Hefen auf 33—36% und brachten damit ein recht einheitliches Ergebnis.

6. Der Futterwert der Hefen wird in einer Gesamtnährstoffberechnung angeführt. Dabei ergibt sich für die Buchenholzhefe der höchste Wert, während das Eiweiß-Gesamtnährstoff-Verhältnis bei dieser gegenüber den anderen Hefen am ungünstigsten erscheint.

7. Die Ergebnisse der Sulfitablaugehefe werden mit früheren Untersuchungen verglichen. Die untersuchte Buchenholzhefe stimmt mit diesen verhältnismäßig gut überein.

Literatur

[1] BUTSCHECK, G.: Eignung der aus Sulfitablauge erzeugten Hefe für die menschliche Ernährung. Chemiker-Zeitung Nr. 12, 1944, S. 230.

[2] MANGOLD, E.; COLUMBUS, A. und HOCK, H.: Versuche mit Dauerfütterung von Sprithefe aus Sulfitablauge der Zellstoffabrikation an Ratten. Biedermanns Zentralbl., Abt. B, Bd. 11, 1939, S. 357.

[3] MANGOLD, E.; COLUMBUS, A.; PEHAM: Über die Verdaulichkeit und biologische Eiweißwertigkeit von frischer und konservierter Bierhefe nach Versuchen an Schweinen und Wiederkäuern. Biedermanns Zentralbl., Abt. B, Bd. 13, 1941, S. 189.

[4] NÖCKER, J.: Die Nährhefe als Heil- und Zusatznahrung. Sammlung zwangloser Abhandlungen auf dem Gebiete der Verdauungs- und Stoffwechselkrankheiten. Arbeitsgemeinschaft medizinischer Verlage, Halle 1950, S. 22.

[5] RICHTER, K.; EHINGER, R.: Der Futterwert von Sulfitablaugehefen. Zeitschrift für Tierernährung und Futtermittelkunde. Bd. I, 1938, S. 235.

Dies.: Sulfitablaugehefe als Eiweißfuttermittel für Mastschweine. Ebenda Bd. 5, 1940, S. 276.

[6] RICHTER, K.; GAFERT, H.: Futterwert und Futterwirkung von getrockneter Sulfitablaugehefe nach Untersuchungen an Wiederkäuern und Schweinen. Zeitschrift Tierernährung u. Futtermittelkunde, Bd. 6, 1941, S. 79.

Aus dem Institut für Tierzucht und Tierfütterung der Universität Bonn
(Direktor: Professor Dr. GEORG ROTHES)

W. HARTFIEL

VERGLEICHENDE UNTERSUCHUNGEN ÜBER DEN NÄHR- UND MINERALSTOFFGEHALT VON HEU- UND GRÜNFUTTERPROBEN IN ABHÄNGIGKEIT VON DER ART DER WERBUNG, DER WITTERUNG UND DER LAGERUNG *

I. Einleitung

Als Grundlage der Winterfütterung kommt dem Heu eine ausschlaggebende Bedeutung zu. Während im Sommer das Grünfutter zur vollen Deckung des Nährstoffbedarfes ausreicht, wird in der Zeit der Stallfütterung je nach dem Gehalt des Dürrfutters und der Leistung der Tiere entsprechend eine Zufütterung von Kraftfuttermitteln erforderlich.

Wenn es gelingen würde, durch geeignete Erntemaßnahmen die Nährstoffverluste zu vermindern und damit die Qualität des gewonnenen Dürrfutters zu heben, wäre nicht nur eine Einsparung an Kraftfutter möglich, sondern wir näherten uns dem erstrebten Ziel einer gesunden Ernährung unserer landwirtschaftlichen Nutztiere auf weitgehend betriebseigener Grundlage. Leider kann in der Praxis oft das Gegenteil beobachtet werden, da in verhältnismäßig wenigen Fällen eine einwandfreie Ernte des anfallenden Futters erfolgt.

In dieser Arbeit soll nun einmal klar herausgestellt werden, welche Wertminderungen das Grünfutter bei seiner Bereitung zu Dürrheu erleidet. Das Untersuchungsmaterial wurde unter Verhältnissen gewonnen, wie sie in der Praxis üblich sind. Das gilt sowohl für die Düngung als auch für die Anzahl der Schnitte und die Durchführung der am Mittel- und Niederrhein üblichen Werbungsarten.

Bei den einzelnen Werbungsverfahren sind bereits viele Untersuchungen über die auftretenden Verluste angestellt worden. Jedoch ist, von einzelnen Autoren abgesehen, nur selten ein Vergleich mit der Ausgangssubstanz angestellt worden. Bei den vorliegenden Untersuchungen wurden stets die Endprodukte verschiedener Werbungsarten mit dem bei 55° C getrockneten Ausgangsmaterial verglichen.

Als Versuchspflanzen dienten Luzerne, Rotklee und Gras. Bei der Trocknung wurden die im Rheinland üblichen Methoden der Dürrfutterbereitung angewandt. Die Untersuchungen beschränkten sich somit auf die älteste Methode der Heugewinnung — der Trocknung auf dem Erdboden — und auf

* Ausgeführt mit Unterstützung des Ministeriums für Ernährung, Landwirtschaft und Forsten des Landes Nordrhein-Westfalen.

zwei Arten der Gerüstwerbung, nämlich das Trocknen auf dem Dreibockreuter als der gebräuchlichsten Art der Heubereitung und das Dörren auf dem Schwedenreuter. Die Verschiedenheit des Ausgangsmaterials wurde dadurch ausgeglichen, daß eine größere Menge Einzelproben zusammengetragen, gut untereinander gemischt und dann auf die einzelnen Gestelle verteilt wurden. Das gleiche Material diente zur Bodenwerbung und als Grünsubstanzprobe.

Die zum Vergleich dienende grüne Pflanzensubstanz konnte spätestens drei Stunden nach dem Schneiden zum Trocknen gebracht werden. Es ist anzunehmen, daß durch dieses Vorgehen die Verluste vom Zeitpunkte des Schneidens bis zur Trocknung so geringfügig sind, daß sie — wie u. a. auch H. WOLFF [5] bestätigt — unberücksichtigt bleiben können. Notwendig wurde diese Trocknung, da es durch die Vielzahl der Versuche nicht möglich war, die frische Substanz nach dem Einholen sofort zu untersuchen.

Von dem auf natürliche Weise getrockneten Material wurden jeweils vor dem Einfahren von den Gestellen zwei getrennte Proben entnommen, die als Außen- und Innenproben bezeichnet wurden. Ausschlaggebend hierfür war der Gedanke, daß die äußere Pflanzenschicht auf den Gestellen durch die Einwirkung der Witterung besonders großen Wertminderungen ausgesetzt ist. Vor allen Dingen bewirken Regen und Wind Trockensubstanzverluste und Auswaschung.

Die Stärke dieser äußeren Lage kann etwa mit 8 cm angegeben werden. Im Verlauf der nachfolgenden Abhandlung wird dieser Punkt noch eingehender behandelt, da die Außenschicht einen nicht zu unterschätzenden Anteil am Gesamtheu hat.

II. Einfluß der verschiedenen Trocknungsverfahren auf den Nährstoffgehalt der Heuproben

Die nachstehend aufgeführten Zahlen bringen den durchschnittlichen Gehalt von *Luzerne*, *Rotklee* und *Gras* an den einzelnen Nährstoffen bei den verschiedenen Trocknungsverfahren. Es handelt sich dabei — wie schon angeführt — um ein und dasselbe Ausgangsmaterial, das einmal sofort nach dem Schnitt bei 55° C künstlich getrocknet, zum anderen am Boden und auf Schweden- und Dreibockreutern getrocknet wurde. Die Werte sind von 3 bzw. 6 und 5 verschiedenen Versuchsfeldern erhaltene Durchschnittswerte, die trotz unterschiedlicher Bodenbeschaffenheit und klimatischer Bedingungen kaum erhebliche Abweichungen von der allgemeinen Tendenz zeigen.

Bei der *Luzerne* (Tabelle 1) liegen die Nährstoffgehalte der künstlich getrockneten Grünsubstanz am höchsten, die der Bodenwerbung sinken ihnen gegenüber zum Teil stark ab. Die Werbung auf Schwedenreutern kann zwar die Werte der künstlich getrockneten Grünsubstanz nicht erreichen, liegt aber über der Dreibockreuterwerbung und dem am Boden getrockneten Heu. Es darf nicht vergessen werden, auf die Werte der Außenproben einzugehen; denn diese zeigen einen bedeutend geringeren Gehalt als die dazugehörigen Innenproben.

Die aufgeführten Zahlen des ersten Schnittes der Tabelle 1 lassen recht deutlich erkennen, daß die Verluste — durch das gute Wetter bedingt — recht gering sind. Diese Feststellung trifft in besonderem Maße für die Bodenwerbung zu.

Der Rohfettgehalt des Luzerneheus zeigt relativ große Minderungen, die bei den geringen Absolutwerten nicht so in Erscheinung treten. Neben einem höheren Ausgangsgehalt des zweiten und dritten Schnittes sind keine größeren Abweichungen zu verzeichnen.

Tabelle 1. *Durchschnittlicher Gehalt der Luzerne an Rohprotein, Rohfett, Rohfaser und Reinasche bei den verschiedenen Werbungsverfahren*

	Grün-substanz	Boden-werbung	Schweden-reuter innen	Schweden-reuter außen	Dreibock-reuter innen	Dreibock-reuter außen	Heu-boden-lagerg.
Rohprotein							
1. Schnitt . . .	18,50	17,08	18,03	16,99	16,59	14,83	14,17
2. Schnitt . . .	19,67	15,68	18,35	14,54	17,73	13,31	—
3. Schnitt . . .	21,63	18,55	20,32	19,46	19,63	18,55	—
Rohfett							
1. Schnitt . . .	2,27	1,45	1,85	1,30	1,80	1,53	1,28
2. Schnitt . . .	2,81	1,37	1,51	1,19	1,57	1,18	—
3. Schnitt . . .	2.69	1,36	1,61	1,26	1,55	1,21	—
Rohfaser							
1. Schnitt . . .	31,38	34,06	33,54	34,95	36,15	42,78	40,12
2. Schnitt . . .	34,07	45,36	37,45	46,91	39,64	52,77	—
3. Schnitt . . .	30,14	37,99	34,27	39,07	35,99	40,83	—
Reinasche							
1. Schnitt . . .	9,92	9,44	9,47	8,28	9,14	5,62	8,25
2. Schnitt . . .	8,98	7,17	8,58	5,50	7,86	5.36	—
3. Schnitt . . .	10,37	7.89	9,08	7.72	8,28	7,33	—

Die Zahlen sind Durchschnittswerte von drei Versuchsfeldern.

Anders verhalten sich die *Rohfaserwerte.* Der geringeren Zunahme im Heu des ersten Schnittes stehen teilweise hohe Rohfaserwerte im zweiten und dritten Schnitt gegenüber. Vor allen Dingen fallen die erheblichen Ausschläge bei der Bodentrocknung und den Außenproben auf.

Welche Bedeutung nun die Zahlen in Wirklichkeit haben, kann erst dann ermessen werden, wenn man die Wertminderungen betrachtet, die die Grünmasse bei den verschiedenen Werbungsverfahren erlitten hat. Die Werte der Tabelle 2 sind Relativzahlen, bezogen auf die künstlich getrocknete Grünsubstanz gleich 0.

Das Material der Außenproben, das während der gesamten Trocknungsdauer der Witterung ausgesetzt war, zeigt fast ausschließlich große Wertminderungen gegenüber den Innenproben. Es kann deutlich bei diesen Substanzen eine Relation zwischen den Verlusten auf der einen Seite und Trocknungsdauer wie Niederschlagsmenge auf der anderen Seite erkannt werden. Die Werte der Heuproben, die 7—9 Monate auf dem Heuboden gelagert haben, zeigen, daß weitere Einbußen an Rohprotein durch die auf dem Heustock erfolgte Gärung sowie durch mechanische Verluste beim Transport auftreten.

Der zweite Luzerneschnitt fiel in eine niederschlagsreiche Periode, die ein Vortrocknen der geschnittenen Pflanzen sehr erschwerte. Die Mehrzahl der Proben sind in angetrocknetem Zustand dem Regen ausgesetzt gewesen. Jedoch weichen die Schweden- und Dreibockreuterwerte mit ihren Verlusten an Rohprotein kaum von dem üblichen Verlauf ab.

Rückblickend ist über die Abnahme des *Rohproteingehaltes* bei den einzelnen Schnitten zu sagen, daß die Möglichkeiten einer Wertminderung sehr

Tabelle 2. *Durchschnittliche Wertminderungen in % bezogen auf die künstlich getrocknete Grünsubstanz bei Luzerne*

	Grünsubstanz	Bodenwerbung	Schwedenreuter innen	Schwedenreuter außen	Dreibockreuter innen	Dreibockreuter außen	Heubodenlagerg.
Rohprotein							
1. Schnitt . . .	0	− 7,77	− 2,55	− 8,17	− 10,33	− 19,84	− 23,41
2. Schnitt . . .	0	− 20,28	− 6,71	− 26,08	− 9,86	− 32,33	—
3. Schnitt . . .	0	− 14,24	− 6,06	− 10,04	− 9,25	− 15,17	—
Rohfett							
1. Schnitt . . .	0	− 36,12	− 18,50	− 42,73	− 20,70	− 32,60	− 43,61
2. Schnitt . . .	0	− 51,25	− 46.26	− 57,65	− 44,13	− 58,01	—
3. Schnitt . . .	0	− 49,44	− 40,15	− 53,16	− 42,38	− 55,02	—
Rohfaser							
1. Schnitt . . .	0	+ 8,54	+ 6,88	+ 11,38	+ 15,20	+ 36,33	+ 27,85
2. Schnitt . . .	0	+ 33,13	+ 9,92	+ 37,68	+ 16,24	+ 54,88	—
3. Schnitt . . .	0	+ 26,01	+ 13,67	+ 29,60	+ 19,38	+ 35,43	—
Reinasche							
1. Schnitt . . .	0	− 4,84	− 4,54	− 16,53	− 7,86	− 43,35	− 16,84
2. Schnitt . . .	0	− 20,16	− 4,46	− 38,76	− 12,48	− 40,32	—
3. Schnitt . . .	0	− 23,92	− 12,44	− 25,56	− 20,16	− 29,32	—

Die Zahlen sind Durchschnittswerte von drei Versuchsfeldern.

groß sind. Bei einem Vergleich ist festzustellen, daß die Innenproben des ersten Schnittes nicht so große Abnahmen zeigen wie die des zweiten und dritten Schnittes. Zu erklären ist diese Tatsache durch das schnellere Abtrocknen der Pflanzen bei den sehr hohen Lufttemperaturen des Monates Juni gegenüber den feuchtkühlen Witterungsbedingungen während der Ernte des zweiten und dritten Schnittes. Bei allen drei Schnitten ist aber übereinstimmend die bedeutende Abnahme des Gehaltes der Außenproben gegenüber den Innenproben zu erkennen.

Während bei den absoluten Zahlen die *Rohfettgehalte* der verschiedenen Dörrverfahren nur um ein geringes niedriger liegen als bei der künstlich getrockneten Grünsubstanz, zeigt sich an Hand der berechneten relativen Wertminderungen, wie bedeutend gerade hier die Verluste sind. Abnahmen bis zu 58% des ursprünglichen Gehaltes sind zu verzeichnen. Ein Einfluß der Witterung ist auch hier zu erkennen, da die Wertminderungen der Außenproben gegenüber den Innenproben noch erhebliche Steigerungen zeigen.

Entgegen den bisher besprochenen Bestandteilen des Heues verzeichnet der *Rohfasergehalt* durch die Trocknung eine Zunahme, die sich wohl im wesentlichen aus der Minderung an Rohprotein, Rohfett, Kohlenhydraten und Asche in der Trockensubstanz ergibt. Es ist daher leicht erklärlich, daß die größten Zunahmen dort in Erscheinung treten, wo die übrigen Nährstoffe stark vermindert sind, und das trifft besonders bei der Bodenwerbung und den Außenproben des Schweden- und Dreibockreuters zu. Es muß aber darauf hingewiesen werden, daß eine Steigerung des Rohfasergehaltes durchaus eine negative Eigenschaft ist. Das gesamte Futter erhält durch einen erhöhten Rohfasergehalt eine Wertminderung. So sind unsere landwirtschaftlichen Nutztiere gezwungen, einen größeren Teil der aufgenommenen Nährstoffe in Energie umzusetzen, um den höheren Anforderungen zu entsprechen, die ein rohfaserreiches Dürrfutter an die Kau- und Verdauungstätigkeit stellt.

Tabelle 3. *Durchschnittlicher Gehalt des Rotklees an Rohprotein, Rohfett, Rohfaser und Reinasche bei den verschiedenen Werbungsverfahren*

	Grün-substanz	Boden-werbung	Schweden-reuter innen	Schweden-reuter außen	Dreibock-reuter innen	Dreibock-reuter außen	Heu-boden-lagerg.
Rohprotein							
1. Schnitt . . .	18,35	15,04	16,37	15,00	16,12	14,69	13,92
2. Schnitt . . .	18,55	16,13	17,01	16,43	16,54	15,41	—
Rohfett							
1. Schnitt . . .	2.94	1.88	2,24	1,50	2,17	1,43	1,75
2. Schnitt . . .	2,66	1,55	1,88	1,35	1,74	1,21	—
Rohfaser							
1. Schnitt . . .	27,56	33,78	31,95	35,88	33,02	38,36	35,94
2. Schnitt . . .	30,74	37,23	34,67	39,49	35,54	41,05	—
Reinasche							
1. Schnitt . . .	10,33	8,95	9,70	8.09	9,46	6,82	8,91
2. Schnitt . . .	9,20	8,00	8,61	7,09	8,57	6,84	—

Die Zahlen des ersten Schnittes sind Durchschnittswerte von sechs, die des zweiten Schnittes von vier Versuchsreihen.

Die Gehaltszahlen des *Rotklees* an Rohprotein, Rohfett, Rohfaser und Reinasche bei den verschiedenen Werbungsarten sind in der Tabelle 3 zusammengestellt. Auch hier ist versucht worden, aus den 6 Versuchsreihen des ersten und den 4 des zweiten Schnittes Durchschnittswerte zu errechnen, da die Schwankungen der einzelnen Proben unter sich gering waren.

Zur besseren Übersicht ist in der Abbildung 1 die Tabelle 3 graphisch dargestellt.

Gegenüber dem fast gleichen Gehalt der beiden Schnitte an *Rohprotein* in der Ausgangssubstanz ist bei der Bodenwerbung des ersten Schnittes eine stärkere Abnahme als beim zweiten zu beobachten, die auch beim Schweden- und Dreibockreuter zu erkennen ist. Besonders stark hebt sich noch der Rückgang des Rohproteingehaltes in den vom Heuboden entnommenen Proben ab.

Über den *Rohfettgehalt* der beiden Schnitte ist zu sagen, daß die Werte des ersten Schnittes durch die ganze Versuchsreihe hindurch etwas höher liegen. Bei näherer Betrachtung der *Rohfaserwerte* für die einzelnen Werbungsarten fällt auf, daß hier die Zahlen des zweiten Schnittes etwa 3% höher liegen als die des ersten Schnittes. Diese Erscheinung macht sich nicht nur bei dem Ausgangsmaterial bemerkbar, sondern ist eindeutig durch die ganze Versuchsreihe zu beobachten.

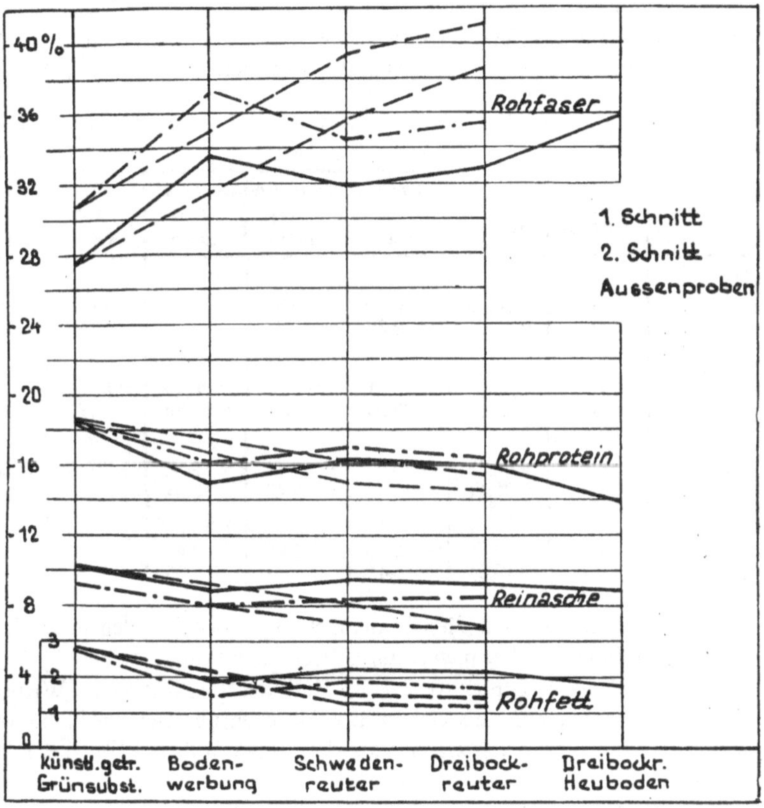

Abb. 1

Wie bei der Luzerne ist auch beim Rotklee die wahre Bedeutung dieser Vergleichszahlen erst dann richtig zu erkennen, wenn die aus den absoluten Zahlen berechneten relativen Wertminderungen in Prozent betrachtet werden (Tab. 4 u. Abb. 2).

Beim Rotklee können ähnliche Schwankungen des *Rohproteingehaltes* wie bei der Luzerne festgestellt werden. Die Verluste sind auch hier bei der Bodenwerbung bis auf einige Ausnahmen bedeutend höher als bei den Gestellheuproben, da das angetrocknete Material mehrmals von Niederschlägen durchnäßt wurde. Die Folge davon war eine verlängerte Trocknungszeit, die bei der Mehrzahl der Proben fünf Tage betrug und als zu hoch anzusehen ist. Wie schon bei der Luzerne erwähnt, erschöpfen sich die Verlustquellen des Rohproteins nicht bei der Trocknung auf dem Felde, sondern sind darüber hinaus — bedingt durch den Transport und eintretende Gärung — auch bei den auf dem Heuboden gelagerten Proben festzustellen.

Die Rohfettverluste der beiden Innenproben und der Bodenwerbung sind bedeutend, sie werden jedoch von den Wertminderungen der Außenproben noch übertroffen.

Entsprechend dem Rohfett verhalten sich die Wertminderungen der *Rohfaser*, nur mit umgekehrtem Vorzeichen. Insbesondere zeigen die Gehalte der

Tabelle 4. *Durchschnittliche Wertminderungen in % bezogen auf die künstlich getrocknete Grünsubstanz bei Rotklee*

	Grünsubstanz	Bodenwerbung	Schwedenreuter innen	Schwedenreuter außen	Dreibockreuter innen	Dreibockreuter außen	Heubodenlagerg.
Rohprotein							
1. Schnitt . . .	0	− 18,05	− 10,80	− 18.26	− 12,16	− 19,95	− 24,15
2. Schnitt . . .	0	− 13,06	− 8,32	− 11,44	− 10,85	− 16,94	—
Rohfett							
1. Schnitt . . .	0	− 36,06	− 23,81	− 48,98	− 26,19	− 51,36	− 40,48
2. Schnitt . . .	0	− 41,73	− 29,33	− 49,25	− 34,59	− 54,51	—
Rohfaser							
1. Schnitt . . .	0	+ 22,55	+ 15,91	+ 30,17	+ 19,80	+ 39,17	+ 30,39
2. Schnitt . . .	0	+ 21,11	+ 12,78	+ 28,46	+ 15,61	+ 33,54	—
Reinasche							
1. Schnitt . . .	0	− 13,36	− 6,10	− 21,68	− 8,42	− 33,98	− 13,75
2. Schnitt . . .	0	− 13,04	− 6,41	− 22,94	− 6,85	− 25,65	—

Außenproben — wie bei fast allen Untersuchungen — eine deutliche Korrelation zwischen Niederschlagsmenge und Wertminderung.

Beim zweiten Rotkleeschnitt ist der Einfluß der ungünstigeren Witterung während der Erntezeit auf den Gehalt der Trockensubstanz an Nährstoffen unverkennbar. Die Verluste steigen von den Innenproben über die Bodenwerbung zu den Außenproben hin an.

In der Tabelle 5 ist der durchschnittliche Gehalt an Rohprotein, Rohfett, Rohfaser und Reinasche von fünf Versuchsreihen des *ersten Grasschnittes* und in der Tabelle 6 die daraus errechneten Wertminderungen angeführt.

Während im Vorhergehenden bei den Luzerne- und Kleeproben stets eine deutliche Abhängigkeit des Nährstoffgehaltes von der Art der angewandten Werbung festzustellen war, ist diese bei den *Grasproben* nicht so deutlich zu erkennen. Die unvermeidlichen Verluste gegenüber dem Ausgangsmaterial sind zwar festzustellen, aber bei Schweden- und Dreibockreuter in einigen Fällen ebenso groß, wie bei der Trocknung auf dem Erdboden. Allerdings ist anzuführen, daß die Witterung während der Trocknungszeit teilweise sehr gut war. Sobald aber nur ein geringer Kleeanteil in den Proben vorhanden war, verdoppelte sich fast die Wertminderung bei der Bodenwerbung gegenüber der Gerüsttrocknung durch das Abbröckeln der Blattanteile und jungen Triebe der Kleepflanzen.

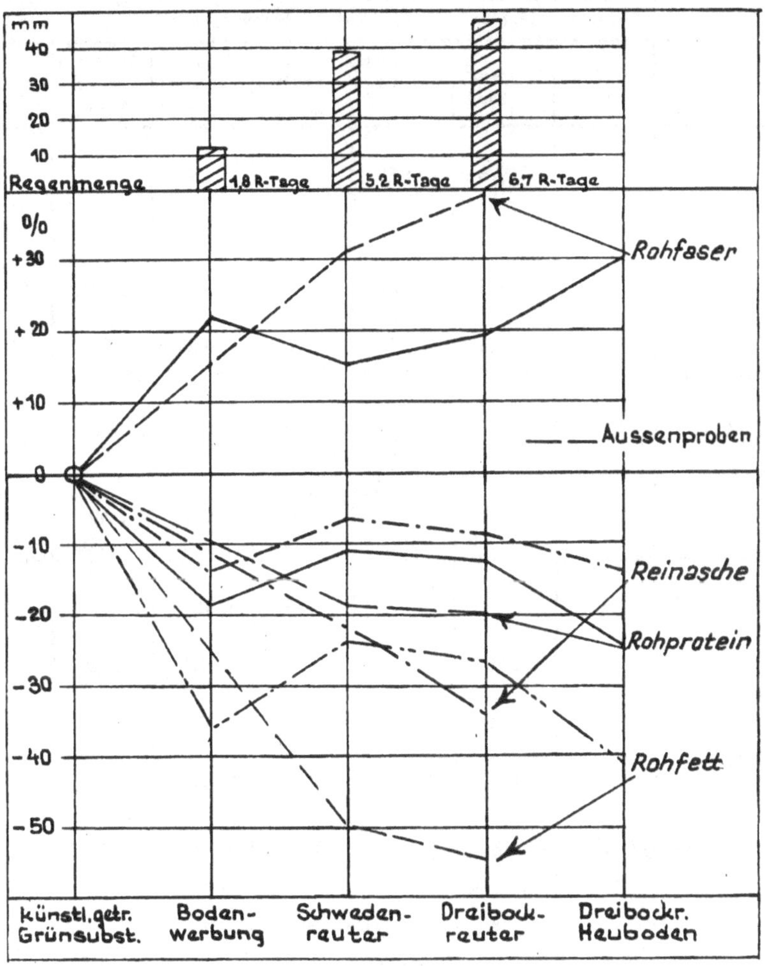

Abb. 2
Durchschnittliche Wertminderung in % bezogen auf künstlich getrocknete Grünsubstanz bei Rotklee

Ein kurzer Rückblick auf die in den Tabellen 1—6 und in den zwei dazugehörigen graphischen Darstellungen angezeigten Wertminderungen läßt deutlich eine Abhängigkeit von der Witterung und der damit im Zusammenhang stehenden *Trocknungsdauer* erkennen. Diese Beobachtung trifft besonders für die Bodentrocknung und die Außenproben der Gestellheutrocknung zu.

Weiter hat sich in der Mehrzahl der Fälle gezeigt, daß der *Schwedenreuter dem Dreibockreuter überlegen* ist. Verhältnismäßig *große Rohproteinverluste* traten noch *während der Lagerung auf dem Heuboden* auf.

Tabelle 5. *Durchschnittlicher Gehalt des Grases an Rohprotein, Rohfett, Rohfaser und Reinasche bei den verschiedenen Werbungsarten*

	Grün-substanz	Boden-werbung	Schweden-reuter innen	Schweden-reuter außen	Dreibock-reuter innen	Dreibock-reuter außen	Heu-boden-lagerg.
Rohprotein							
1. Schnitt . . .	12,52	10,79	11,36	10,60	11,24	10,09	9,45
Rohfett							
1. Schnitt . . .	2,63	2,14	2,32	1,80	2,25	1,75	2,04
Rohfaser							
1. Schnitt . . .	30,98	33,53	33,39	35,18	33,08	35,62	34,70
Reinasche							
1. Schnitt . . .	7,22	6,13	6,72	5,12	6,39	5,06	6,10

Die Zahlen sind Durchschnittswerte von fünf verschiedenen Versuchsparzellen.

Tabelle 6. *Durchschnittliche Wertminderung in % bezogen auf künstlich getrocknete Grünsubstanz bei Gras*

	Grün-substanz	Boden-werbung	Schweden-reuter innen	Schweden-reuter außen	Dreibock-reuter innen	Dreibock-reuter außen	Heu-boden-lagerg.
Rohprotein							
1. Schnitt . . .	0	− 13,82	− 9,27	− 15,34	− 10,23	− 19,41	− 24,52
Rohfett							
1. Schnitt . . .	0	− 18,63	− 11,79	− 31,56	− 14,45	− 33,46	− 22,43
Rohfaser							
1. Schnitt . . .	0	+ 8,23	+ 7,78	+ 13,56	+ 6,78	+ 14,98	+ 12,01
Reinasche							
1. Schnitt . . .	0	− 15,10	− 6,93	− 29,09	− 11,50	− 29,92	− 15,51

III. Einfluß der verschiedenen Trocknungsverfahren auf den Gehalt an Stärkewerten

Da es leider im Rahmen dieser Arbeit nicht möglich war, Verdauungsversuche durchzuführen, wurden der Berechnung der Stärkewerte die durch die chemische Analyse erhaltenen Zahlen zugrunde gelegt und die in den Tabellen von KIRSCH und WERNER[2] aufgestellten Verdauungskoeffizienten angewandt.

Um dieser Arbeit gerecht zu werden und Vergleiche zwischen den verschiedenen Werbungsarten anstellen zu können, wurden bei gleichen Futterpflanzen und gleichen Schnitten dieselben Verdauungswerte herangezogen. Auf diese Weise sind die in der nachfolgenden Tabelle 7 aufgezeichneten durchschnittlichen Stärkewerte ermittelt worden (siehe auch Abb. 3).

Ein Vergleich dieser Zahlen ergibt, daß die künstlich getrockneten *Luzernegrünsubstanzen* der einzelnen Schnitte Unterschiede zeigen, die aber nicht sehr

Tabelle 7. *Durchschnittliche Stärkewerte in 100 Teilen der Trockensubstanz*

	Grün-substanz	Boden-werbung	Schwedenreuter innen	Schwedenreuter außen	Dreibockreuter innen	Dreibockreuter außen	Heubodenlagerg.
Luzerne							
1. Schnitt . . .	37,66	35,75	35.53	34,73	34,36	31,21	31,56
2. Schnitt . . .	36,38	29,93	33,98	28,51	27,37	23,92	—
3. Schnitt . . .	38,73	33,25	36,28	33,46	34,95	32,32	—
Rotklee							
1. Schnitt . . .	43,30	39,69	40,50	38.84	39,91	37,48	38,05
2. Schnitt . . .	38,09	33,64	35,41	33,39	34,52	32,14	—
Gras							
1. Schnitt . . .	38,55	38,38	37,34	37,01	37,59	36,68	36,52

groß sind. Auffallend ist, daß die Erdbodentrocknung des ersten Schnittes mehr Stärkewerte aufweist als die Gestellheuproben. Diese Erscheinung ist nur durch die rasche Trocknung zu erklären. Demgegenüber ist bei der Dreibockreuterwerbung durch die über 20 Tage dauernde Trocknungszeit ein größerer Rückgang der Stärkewerte zu erkennen.

Durch die schlechten Witterungsverhältnisse während der Ernte des zwei-

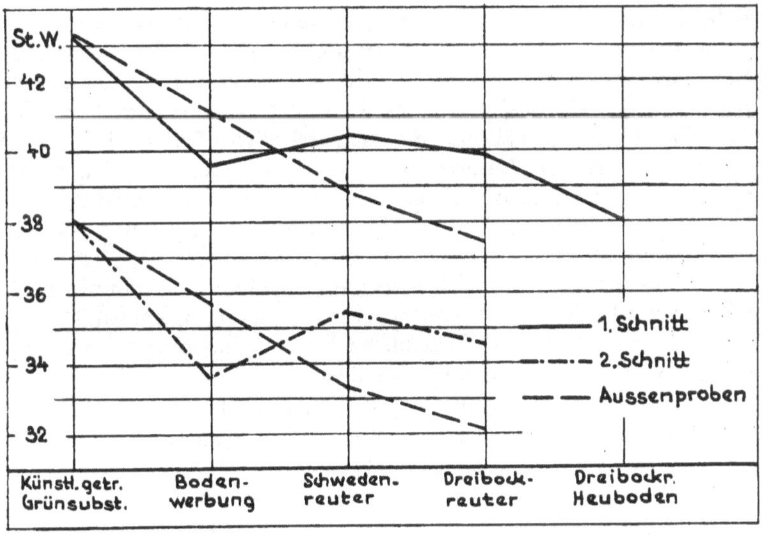

Abb. 3
Durchschnittliche Stärkewerte in 100 Teilen Trockensubstanz bei Rotklee

ten Schnittes sind die Verluste an Stärkewerten erheblich größer geworden. So zeigt das Heu der Erdbodentrocknung, das zum Teil größeren Niederschlagsmengen ausgesetzt war, im Vergleich zur Ausgangssubstanz eine Abnahme von 6,45 Einheiten. Weiter läßt das der äußeren Schicht entnommene Material größere Stärkewertabnahmen erkennen. Der dritte *Luzerneschnitt* zeigt keine Besonderheiten gegenüber den beiden ersten. Die Bodenwerbung und die Außenproben weisen wieder größere Stärkewertabnahmen auf, während das aus dem Inneren der Reuter entnommene Heu nur etwa 10% Verluste hat.

Aus den Zahlen der Tabelle 7 geht weiter hervor, daß der *Rotklee* einen höheren Gehalt an Stärkewerten aufweist als die *Luzerne*. Die künstlich getrocknete Grünsubstanz des ersten Schnittes mit einem Stärkewertgehalt von 43,30 Einheiten zeigt sich deutlich der des zweiten Schnittes mit Werten von 38,09 Einheiten überlegen. Allgemein ist von den *beiden Schnitten* zu sagen, daß die bei den bisherigen Untersuchungen festgestellten Wertminderungen der Reuterproben im Vergleich zu der künstlich getrockneten Grünsubstanz auch bei den Stärkewerten zu erkennen ist. Desgleichen zeigen die *Außenproben* große Verluste durch Witterungseinflüsse. Die während der Lagerung entstehenden Stärkewertabnahmen bewirken eine weitere Beeinträchtigung des Futterwertes.

Eine *Abhängigkeit der Stärkewerte von den verschiedenen Werbungsverfahren* ist auch deutlich beim *Gras* zu erkennen. Für den Gehalt der Proben bei den einzelnen Werbungsarten trifft auch das von Luzerne und Rotklee Gesagte zu.

Wie schon zu Beginn dieses Abschnittes erwähnt, wurden der Errechnung der verdaulichen Nährstoffe mittlere *Verdauungskoeffizienten* zugrunde gelegt. Es wurde also in keiner Weise berücksichtigt, daß die Verdaulichkeit des einen oder anderen Heues besser oder schlechter war. Daß aber große Unterschiede in der *Verdaulichkeit von Heu* auftreten, konnten Versuche des Institutes für Haustierernährung an der technischen Hochschule Zürich [4], E. BRÜMMER [3] und andere Autoren beweisen. Von besonderem Interesse erscheinen im Rahmen dieser Arbeit die von J. AXELSSON [1] mit Rindern, Schafen und Ziegen durchgeführten Verdauungsversuche mit steigendem Gehalt an Rohprotein, Rohfett, N-freien Extraktstoffen und Rohfaser in den Futtermitteln. Er konnte beweisen, daß bei verändertem Gehalt der einzelnen Nährstoffe die Verdaulichkeit großen Schwankungen unterworfen ist. Der Kürze wegen soll als Beispiel nur die Verdaulichkeit der Nährstoffe bei Schafen mit steigendem Rohfasergehalt angeführt werden.

Eine Errechnung der verdaulichen Nährstoffe und der Stärkewerte nach den in Tabelle 8 zum Ausdruck kommenden Gesichtspunkten würde die im Rahmen dieser Arbeit aufgezeichneten Stärkewerte wohl in der Weise ändern, daß die Tendenz des Fallens der Stärkeeinheiten von der Grünsubstanz über Schweden- und Dreibockreuterwerbung zur Bodentrocknung nicht nur erhalten bleibt, sondern weit deutlicher noch zum Ausdruck käme. Eine Betrachtung der in den Tabellen 1, 3 und 5 aufgezeichneten Nährstoffwerte bei den verschiedenen Werbungsarten läßt klar erkennen, daß bei den von J. AXELSSON durch seine Versuche erhaltenen Zu- bzw. Abnahmen der Verdauungskoeffizienten auch eine entsprechende Steigerung der einzelnen Wertbestandteile in der Trockensubstanz für die oben genannten Versuchsserien zutreffen muß. Eine sinngemäße Übertragung der Rohfaserwerte der Versuchsserien dieser Tabellen in die Tabelle 8 würde deutlich eine so große Verdaulichkeitsverringerung bei den verschiedenen Trocknungsverfahren erkennen lassen, daß kaum Zweifel über die ungeheuren *Wertminderungen* besteht, die *bei der Heuwerbung in der Praxis* entstehen können.

Tabelle 8. *Änderung der Verdaulichkeit der Nährstoffe in Abhängigkeit von steigendem Rohfasergehalt des Heues* (nach AXELSSON)

	I	II	III	IV	V	VI
Schafe						
Anzahl der Versuche . .	10	66	161	169	126	15
Rohfaser in g/kg Futtertrockensubstanz	127	193	253	309	359	425
Verdauungskoeffizienten						
Protein	81,8	75,3	73,1	66,7	65,9	65,2
Rohfett	60,6	57,1	59,3	58,6	52,0	56,0
N-freie Extr.-Stoffe . .	81.6	78,6	72,4	66,8	61,9	58,0
Rohfaser	70,1	63,3	60,5	60,8	54,9	61,4
Org. Substanz	79,1	73,8	68,8	64,5	59,9	60,5

Die als *Außenproben* bezeichneten Substanzen der äußeren Pflanzenschicht bei der Gestellheutrocknung haben durch die dauernden Einflüsse von Regen und Wind sehr große Wertminderungen zu verzeichnen. Ähnlich wie bei der Bodentrocknung nimmt vor allen Dingen der Gehalt der Rohfaser in starkem Maße zu. In allen bisherigen Untersuchungen über die Qualität des Dürrfutters bei den verschiedenen Gestelltrocknungsverfahren sind die letztgenannten Außenproben unberücksichtigt geblieben. Da diese Schicht bei einer mittleren Stärke von 8 cm in gleicher Weise verfüttert wird wie das Gesamtheu, muß eine Qualitätsverschlechterung des Dürrfutters durch dieses Pflanzenmaterial eintreten. In Nachfolgendem ist nun versucht worden, diesen Anteil an minderwertigem Heu zu errechnen. Für den Dreibockreuter liegen die Maße

$$r_1 = 0{,}50\ \text{m} \qquad r_2 = 1{,}35\ \text{m} \qquad h = 2{,}50\ \text{m}$$

unserem Modell zugrunde. Die entsprechenden Werte des Schwedenreuters sind

$$a = 0{,}50\ \text{m} \qquad b = 0{,}90\ \text{m}$$

Dem Volumen des Dreibockreuters entspricht nach diesen Werten eine Länge des Schwedenreuters von 14,7 m. Wird nun von den nach den oben aufgeführten Maßen errechneten Volumina die ermittelte Außenschicht abgezogen, so beträgt der prozentische Anteil des minderwertigen Dürrfutters beim

Dreibockreuter	18,9%
Schwedenreuter	37,9%

Bei dieser Modellberechnung muß aber immer berücksichtigt bleiben, daß es sich hier um konstruierte Verhältnisse handelt, die wohl in der Praxis ähnliche Beispiele haben. Die Zahlen von 18,9% und 37,9% sind somit keine allgemein gültigen Werte, doch wird auch unter praktischen Bedingungen das Verhältnis von Dreibockreuter zu Schwedenreuter wie 1 : 2 erhalten bleiben.

Daraus ergibt sich, daß das an sich qualitativ bessere Dürrheu des Schwedenreuters durch seinen hohen Anteil an minderwertigerem Außenheu insgesamt eine Verschlechterung erfährt.

IV. Einfluß der verschiedenen Trocknungsverfahren auf den Mineralstoffgehalt der Heuproben

Für die Deckung des Mineralstoffbedarfes der landwirtschaftlichen Nutztiere ist der Mineralstoffgehalt der Futtermittel von ausschlaggebender Bedeutung. Zwar sind schon früher Mineralstoffanalysen ausgeführt worden, doch entsprechen diese nicht mehr den heutigen Anforderungen. Veränderter Kulturzustand der Böden sowie verstärkte Anwendung von Mineralstoffdüngern und die Erfolge der Pflanzenzüchtung lassen die Durchführung neuer Analysen der Futtermittel wünschenswert erscheinen.

Gerade das Heu mit seinem erheblichen Gehalt an Mineralstoffen stellt eine wesentliche Komponente bei der Fütterung der landwirtschaftlichen Nutztiere dar. Insbesondere durch seinen hohen Gehalt an Basen kommt ihm im Säure-Basen-Haushalt des Tierkörpers erhebliche Bedeutung zu. Andererseits ist das Heu aber mannigfachen Einflüssen unterworfen, die eine wesentliche Änderung seiner Zusammensetzung bewirken und eine Berechnung nach ermittelten Durchschnittswerten illusorisch machen können.

Wie schon aus den Besprechungen der Nährstoffe hervorgeht, können es mehrere Faktoren sein, die Einfluß auf die Qualität des Dürrfutters haben. Es ist jedoch oft schwerlich festzustellen, inwieweit der eine oder der andere Faktor ausschlaggebend für eine Veränderung ist, da vielfach Überschneidungen auftreten.

Die von den landwirtschaftlichen Futtermitteln teilweise laufend gemachten chemischen Analysen erfassen nicht immer die Komponenten, die in ernährungsphysiologischer Beziehung von Bedeutung sind. Insbesondere sind diese Mängel in der Untersuchung der Mineralstoffe zu erblicken. Eine Bestimmung der Rohasche oder, wenn es weit kommt, des Kalzium- und Phosphorgehaltes der Futtermittel reicht heute nicht mehr aus, da man mit der Gesamtheit der sauren und basischen Bestandteile bei der Ernährung unserer Haustiere rechnen muß, wenn Gesundheit und Leistungsfähigkeit nicht Schaden erleiden sollen.

In diesem Zusammenhange soll auf die *Reinasche-Werte* hingewiesen werden, die schon in den Tabellen 1—6 angeführt wurden. Wie bei den organischen Nährstoffen, so ist aus den Zahlen der Reinasche zu ersehen, daß der *Gehalt in der Reihenfolge künstlich getrocknete Grünsubstanz, Gerüstheu, Bodenheu und Gerüstheuaußenproben abnimmt.* Es handelt sich bei den Verlusten der Reinasche neben dem Abbröckeln der aschereichen Blätter bei den Leguminosen um ein Auswaschen der mineralischen Bestandteile des Futters. Auf die einzelnen Bestandteile der Reinasche soll im Rahmen der Arbeit nicht weiter eingegangen werden, da das Säure-Basenverhältnis als Summe aller Mineralstoffe in den Futtermitteln eine erheblichere Rolle spielt.

V. Einfluß der verschiedenen Trocknungsverfahren auf den Säure-Basengehalt der Heuproben

Wie aus den Tabellen 9—11 hervorgeht, ist das *Heu* mit seinem hohen Überschuß an Basen sehr gut zur Neutralisation von Säureäquivalenten anderer Futtermittel geeignet.

Tabelle 9. *Durchschnittliches Säure-Basenverhältnis bezogen auf 100 g Trockensubstanz bei Luzerne*

	Grün-substanz	Boden-werbung	Schweden-reuter innen	Schweden-reuter außen	Dreibock-reuter innen	Dreibock-reuter außen	Heu-boden-lagerg.
Luzerne							
Alkali-Alkalität							
1. Schnitt . . .	34,06	33,66	35,38	30,82	33,84	14,89	28,78
2. Schnitt . . .	32,62	16,96	24,52	13,81	20,89	16,08	—
3. Schnitt . . .	21,81	13,18	19,56	18,00	16,92	14,22	—
Erdalkalität							
1. Schnitt . . .	76,23	67,32	71,48	65,56	56,28	52,43	46,92
2. Schnitt . . .	89,68	65,18	81,05	58,52	66,59	59,51	—
3. Schnitt . . .	95,78	77,00	80,75	68,31	73,49	64,58	—
Gesamt-Alkalität							
1. Schnitt . . .	110,29	100,98	106,86	96,38	90,12	67,32	75,70
2. Schnitt . . .	122,30	82,14	105,57	67,24	87,48	75,59	—
3. Schnitt . . .	117,59	90,18	100,31	86,31	90,41	78,80	—

Eine Betrachtung des Säure-Basenverhältnisses der drei *Luzerneschnitte* (Tab. 9) läßt erkennen, daß die Gesamtalkalität der Ausgangssubstanzen Schwankungen unterworfen ist, die sich in mäßigen Grenzen — zwischen + 110,3 und + 117,6 Äquivalenten — bewegt. Durch die verschiedenen Werbungsarten ist bei den einzelnen Schnitten zum Teil ein sehr starker Rückgang zu verzeichnen. Ganz gleich, ob es sich um Alkali-Alkalität, Erdalkalität oder die schon genannnte Gesamt-Alkalität handelt, bei allen Werten ist die bekannte Zu- und Abnahme, bedingt durch die einzelnen Werbungsarten, zu erkennen. Als Folge der guten Witterung während der Erdboden- und Schwedenreutertrocknung sind nur geringe Abnahmen der Gesamt-Alkalität bei dem ersten Luzerneschnitt zu verzeichnen. Die Dreibockreuterwerbung läßt schon einen deutlichen Abfall erkennen, der auf eine längere Trocknungszeit und höhere Regenmengen zurückzuführen ist. Vor allen Dingen macht sich die Höhe der Regenmenge bei den Außenproben des Dreibockreuters bemerkbar. Die gelagerten Heuproben zeigen nach einer längeren Lagerungszeit einen Rückgang der Gesamt-Alkalität, der im wesentlichen auf einen Verlust an Erdalkalien beruht.

Der zweite *Luzerneschnitt*, der in eine regenreiche Periode fiel, weist große Abnahmen auf. Der Rückgang der Alkalität — auch der Innenproben — kann darauf zurückgeführt werden, daß das im angetrockneten Zustand liegende Heu zum Teil erheblichen Niederschlagsmengen ausgesetzt war. Für den dritten Schnitt treffen ähnliche Verhältnisse zu.

Tabelle 10. *Durchschnittliches Säure-Basenverhältnis bezogen auf 100 g Trockensubstanz bei Rotklee*

	Grün-substanz	Boden-werbung	Schweden-reuter innen	Schweden-reuter außen	Dreibock-reuter innen	Dreibock-reuter außen	Heu-boden-lagerg.
Rotklee							
Alkali-Alkalität							
1. Schnitt . . .	54,46	46,37	49,60	35,67	45,59	24,73	41.55
2. Schnitt . . .	38,03	32,99	35,96	23,63	36,34	26,29	—
Erdalkalität							
1. Schnitt . . .	82,26	66,08	75,12	70,06	70,57	63,77	63,67
2. Schnitt . . .	89,81	73,63	83,37	81,98	79,12	72,53	—
Gesamt-Alkalität							
1. Schnitt . . .	136,72	112,45	124,72	105.73	116,16	88,50	105,22
2. Schnitt . . .	127,84	106,62	119,33	105,61	115,46	98,82	—

Ein Vergleich der Gesamtalkalität der *Rotkleeproben* (Tab. 10) mit der Luzerne zeigt, daß die zur Untersuchung gelangten Kleesubstanzen einen höheren Gehalt an Alkalien aufweisen. Diese Erscheinung beruht im wesentlichen auf einem gesteigerten Anteil des Kaliums an der Reinasche.

Die Werte der Gesamtalkalität bei den zwei Rotkleeschnitten zeigen untereinander zum Teil größere Differenzen. Innerhalb der Versuchsreihen ist jedoch eine gleichmäßigere Abnahme zu erkennen als bei den entsprechenden Luzernewerten. Der Gehalt der auf dem Erdboden getrockneten Substanzen an Basen zeigt vor allen Dingen beim zweiten Schnitt eine große Abnahme, die auf die starken Witterungseinflüsse zurückzuführen ist.

Besonders große Verluste treten durch die Auswaschung bei der Alkali-Alkalität auf. Als Beispiel sollen Proben einer einzelnen Versuchsparzelle dienen. Während die Außenproben in diesem Falle bei einer Regenmenge von 82 mm nur eine Abnahme der Erdalkalität von 105 auf 96 bzw. von 95 auf 89 zeigten, trat eine Minderung der Alkali-Alkalität von 20 auf 7,7 bzw. 10,3 ein. Diese Zahlen lassen erkennen, daß insbesondere — mit Ausnahme von Schwefel — Kalium, Natrium und Chlor von den Niederschlägen erfaßt werden.

Tabelle 11. *Durchschnittliches Säure-Basenverhältnis bezogen auf 100 g Trockensubstanz bei Gras*

	Grün-substanz	Boden-werbung	Schweden-reuter innen	Schweden-reuter außen	Dreibock-reuter innen	Dreibock-reuter außen	Heu-boden-lagerg.
Gras							
Alkali-Alkalität							
1. Schnitt . . .	35,38	29,46	33,42	23,99	30,77	21,21	25,53
Erdalkalität							
1. Schnitt . . .	27,58	20,58	24,25	20,80	22,61	19,56	18,31
Gesamt-Alkalität							
1. Schnitt . . .	62,96	50,04	57,65	44,79	53,31	40,77	43,84

Die Gesamt-Alkalität der Grasproben (Tab. 11) liegt beträchtlich unter der der Luzerne und des Rotklees. Die Ausgangssubstanzen zeigen untereinander die geringsten Schwankungen im Vergleich zu den anderen Futterpflanzen. Die Zahlen der Versuchsreihen lassen im allgemeinen durch ihre stufenweise

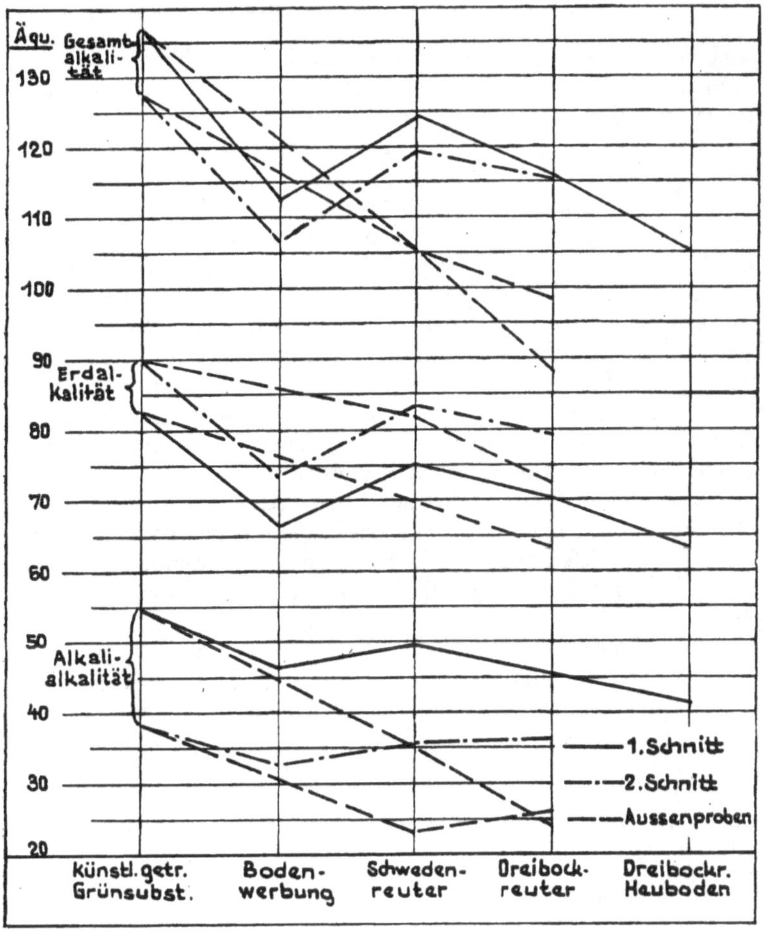

Abb. 4
Durchschnittliches Säure-Basenverhältnis bezogen auf 100 g Trockensubstanz bei Rotklee

Abnahme der Alkalität wieder deutlich den Einfluß der angewandten Trocknungsmethode erkennen.

Zur besseren Übersicht sind in einer graphischen Darstellung die Zahlen der Tabelle 10 über den Verlauf der Alkalitätsänderungen veranschaulicht (Abb. 4).

Bei eingehender Betrachtung der Tabellen 9—11 sowie Abb. 4 ist zu erkennen, in welchem Maße durch die verschiedenen Werbungsarten der Gehalt der Pflanzen an Mineralstoffen und somit an Säuren und Basen beeinflußt wird.

VI. Zusammenfassung

In der vorliegenden Arbeit ist versucht worden, die Abhängigkeit des Dürrfuttergehaltes an Nähr- und Mineralstoffen von der Art der Werbung, der Witterung und der Lagerung an Hand von 24 Vergleichsserien zu klären. Die Analysen wurden auf die Hauptfutterpflanzen des Rheinlandes — Luzerne, Rotklee und Gras — beschränkt.

Aus den Untersuchungen ist zu ersehen:

1. Eine Abhängigkeit des Nährstoffgehaltes der verschiedenen Dürrfutterproben von der Art der Werbung ist festzustellen. Im einzelnen ist zu erkennen, daß der Gehalt von der bei 55° C getrockneten Grünsubstanz über das Heu des Schweden- und Dreibockreuters zu dem auf dem Erdboden getrockneten Futter absinkt. Während der Lagerung auf dem Heuboden ist ein weiterer Verlust festzustellen. Die Proben aus der äußeren Schicht des auf Gestellen getrockneten Heues haben zumeist noch geringere Gehalte als die Substanzen der Bodenwerbung. Da dieses Material einen nicht zu unterschätzenden Anteil am Gesamtheu hat, muß sich die durchschnittliche Qualität des Schweden- und Dreibockreuters verschlechtern.

2. Bei den Untersuchungen konnte festgestellt werden, daß die Stärkewerte durch die Art der Werbung und durch den damit verbundenen verschiedenartigen Einfluß der Witterung auf das Heu ähnliche Veränderungen zeigen wie die Nährstoffe.

3. Durch die Werbungsart und die Witterung wird auch der Mineralstoffgehalt beeinflußt. Die damit verbundene Gesamt-Alkalität erfährt eine gleichsinnige Abnahme, wie sie schon unter Punkt 1 und 2 erwähnt wurde.

Literaturverzeichnis

[1] AXELSSON, J.: Das Futterverdauungsvermögen der Wiederkäuer. Biederm. Zentralbl., Abt. B, Bd. 14, 212, 1942.

[2] BRÜMMER, E.: Untersuchungen über die zweckmäßigste Konservierungsmethode der Luzerne. Biederm. Zentralbl., Abt. B, Bd. 14, S. 77, 1940.

[3] KIRSCH, W. und A. WERNER: Futtertabellen. Landbuchverlag, Hannover, S. 9 und 10.

[4] LANDIS, J., BURKHARDT u. STEINER, H.: Vergleichende Versuche zur Verbesserung der Dürrfutterbereitung. Schweizer landw. Monatshefte, 1932, S. 282.

[5] WOLFF, H.: Über den Mineralstoffgehalt deutscher Futtermittel und seine Beeinflussung durch Düngung und Herkunft. Landw. Versuchsst. 124/125, 153, 1936.

Aus dem Institut für Allgemeine Tierzucht und der Versuchsstation für Tierzucht
der Universität Mailand
(Direktor Prof. Dr. F. USUELLI)

CLAUDIA BALDISSERA-NORDIO

ZWIEBELANAEMIE BEI VERSCHIEDENEN HAUSTIERARTEN

I. Einleitung

Zahlreiche experimentelle Untersuchungen über die Zwiebel haben z. T. die Erkenntnisse bestätigt, die, empirisch gewonnen, geeignet scheinen, noch neue interessante Seiten ihrer pharmakologischen und therapeutischen Wirkungen aufzudecken.

Nach SEMMLER [13], KALSER u. Mitarb. [7] gehört hierzu die Reizwirkung auf die Gallensekretion. SCHINDEL [11] stellte in der Zwiebel einen Reizstoff für die Gallenbereitung fest. Roh verabreicht verlangsamt die Zwiebel die Verdauung und steigert den Säuregehalt des Magensaftes. Ihre Anwendung würde daher bei Hyperazidität kontraindiziert, bei Mangel an Magensäure und an Gallenbildung aber nützlich sein. Nach COLLIP [3] setzt die Injektion von Zwiebelextrakten bei Hunden, die durch Entfernung der Bauchspeicheldrüse diabetisch sind, den Blutzucker herab. Diese Wirkung wurde von HUTCHINSON, SMITH u. WINTER [5], WILLS [16] und VAN DEN BERG [15] bestätigt. Letzterer beobachtete, daß dieser hypoglykaemischen Reaktion eine vorübergehende Steigerung des Blutzuckers vorangeht, und daß die Leber von Kaninchen nach Behandlung mit Zwiebelextrakt binnen 24 Stunden glykogenfrei wird. Auch JANOT u. LAURIN [6] konnten die den Blutzuckerspiegel senkende Wirkung der Zwiebelknolle in 88% ihrer Versuche feststellen. Dagegen konnten andere Autoren (BRAUN u. REES [1]) diese Ergebnisse nicht bestätigen.

Über die harntreibende Wirkung der Zwiebel berichtet HENRIOMET [4], der dadurch eine Kranke mit schwerer Bauchwassersucht bei Leberatrophie schnell und dauernd heilen konnte; durch große Tagesgaben (bis zu 500 g) roher Zwiebeln, neben anderer Nahrung, erfuhr der Ascites eine bemerkenswerte Herabsetzung und trat nicht wieder auf, so daß die periodischen Paracentesen unnötig wurden. CHARTCHENKO und FRIDMANN [2] prüften experimentell und klinisch ein Zwiebelextrakt (Lauchzwiebel) und fanden, daß es schon in kleinen Gaben die Herztätigkeit verstärkte, eine arterielle Gefäßerweiterung hervorrief und die Darmbewegung steigerte. Beim Studium seiner Wirkungen auf die Mundverdauung konnten die Autoren feststellen, daß es eine bakterizide Wirkung auf die Bakterienflora der Mundhöhle ausübte und die Behandlung von Zahnerkrankungen (Pericementitis) unterstützte.

Nach LITZKA [8] soll die Zwiebel einen günstigen Einfluß auf die Basedowsche Krankheit ausüben, den dieser Autor mit dem Gehalt an Fluor in Zusammenhang bringt, das nach MEYERHOFER, SCHNEIDER und WASICKY [9] in der relativ hohen Menge von 0,5 mg pro kg frischer Zwiebelknollen vorhanden sein soll. MORIONDI [10] fand den Zwiebelsaft beim Studium seiner Hemmungswirkung auf Bakterien besonders gegen den Pneumobacillus Friedländer und B. anthracis wirksam.

TOROPSEY und FILATOWA [14], die von einer Beobachtung von TOKIN ausgingen, wonach das Öl besonders von Zwiebeln, Knoblauch und anderen stark riechenden Pflanzen noch nicht näher definierte Stoffe enthält, die der Autor als „Fitoncide“ bezeichnet und die gegenüber Bakterien, Protozoen und auch höheren Organismen eine antibiotische Wirkung haben, prüften eine Zwiebelpaste bei der Heilung eiternder Wunden; hierbei sahen sie schon nach der ersten Applikation eine frische Färbung der Wunde auftreten und die Schmerzhaftigkeit schwinden, nach der zweiten verschwand auch der üble Geruch und die Eiterung, und nach 5 Tagen war eine gute Epithelisierung festzustellen. Hieraus schließen die Autoren, daß jene Fitoncide berufen sein könnten, in der Wundbehandlung eine unterstützende Rolle zu spielen.

Ich war bereits seit mehreren Monaten mit Versuchen über die anaemisierende Wirkung der Zwiebel auf Haustiere beschäftigt, als mir die Arbeiten amerikanischer Forscher (KALSER, IVY, MAGEE [7]) bekannt wurden, die auf der Jahresversammlung der Amerikanischen Physiologischen Gesellschaft 1951 über Untersuchungen an Hunden und Menschen berichteten, in denen sie den Einfluß der Zwiebelfütterung auf das Blut erforscht und dabei gefunden hatten, daß die Verabreichung großer Zwiebelgaben in rohem oder gekochtem Zustand als Zusatz zur gewöhnlichen Nahrung eine schwere Form haemolytischer Anaemie hervorruft. Sie schlossen hieran die Vermutung, daß eine Behandlung mit großen Zwiebelmengen in Fällen von Plethora und bei Fliegern in großer Höhe eine günstige Wirkung haben könnte.

Indessen konnte ich bei genauerem Studium der Literatur feststellen, daß die Priorität der Entdeckung einer „Zwiebelanämie“ SEBRELL [12] gebührt, der diese bereits 1930 bei Hunden beobachtet hatte, denen er die Zwiebeln in gleichen Mengen und in gleicher Art verabreicht hatte, wie 20 Jahre später KALSER u. Mitarb.

Es wurden nun in der Versuchsstation für Tierzucht der Universität Mailand weitere Versuche über den Einfluß der Zwiebelnahrung auf verschiedene Haustierarten angestellt.

II. Behandlung der Versuchstiere und ihr allgemeines Verhalten

Als Versuchstiere wurden 1 Ziege, 8 Kaninchen und 1 Hund verwendet; diese wurden folgendermaßen behandelt:

1. Ziege: 54 Tage täglich 600 g gekochte Zwiebeln in Brühe von Liebigs Fleischextrakt, mit Zusatz von täglich 600 g Kleie, dazu Heu ad libitum.

2. Kaninchen, bezeichnet mit A, Nr. 1 u. 2: Je 10 bzw. 44 bzw. 22 Tage täglich pro Tag und Kopf 400 g gekochte Zwiebeln in Liebig-Brühe.

3. Kaninchen, bezeichnet mit B: 33 Tage täglich 500 g rohe Zwiebeln.

4. Kaninchen Nr. 3 u. 4: 48 bzw. 65 Tage täglich pro Tag und Kopf gekochte Zwiebeln in Liebig-Brühe, mit Zusatz von 400 g täglich pro Kopf einer Körnermischung von Weizen, Mais, Reis und Hafer, dazu Kräuter nach Belieben.

5. Kaninchen Nr. 5 u. 6: 26 Tage täglich pro Kopf 400 g eines Körnergemisches wie bei Nr. 3 u. 4, dazu täglich pro Kopf 250 g einer Zwiebelbrühe (1 kg Zwiebeln 1 Stunde in Wasser gekocht), dazu Kräuter nach Belieben.

6. Hund: 10 Tage täglich 400 g gekochte Zwiebeln in Brühe von Liebigs Fleischextrakt.

Die Gruppen 1, 2, 3, 4, 6 zeigten im Verlauf der Behandlung starken Rückgang des Körpergewichtes, blasse Schleimhäute, Rauhwerden des Felles und bei einigen Kaninchen fortschreitende Anorexie. Bei 5. waren die sonst gleichen Erscheinungen von leichter Gewichtszunahme begleitet.

Bei den Kaninchen A, B, 5, 6 und bei dem Hunde wurde nach Absetzen der Zwiebelfütterung die normale Fütterung wieder aufgenommen. Jedoch allein der Hund überlebte, während diese Kaninchen in 67 bzw. 48 bzw. 39 bzw. 40 Tagen nach der Wiederaufnahme der normalen Fütterung noch eingingen. Die Ziege wurde zwecks pathologischer Untersuchung nach 54 Tagen, Kaninchen 1 u. 3 nach 44 bzw. 48 Tagen der Behandlung getötet. Die Kaninchen 2 u. 4 starben nach 22 bzw. 65 Tagen der Behandlung.

III. Verhalten der roten Blutkörperchen

Die Erythrozyten wurden bei den Versuchstieren vor, während und nach der Behandlung alle 2—4 Tage mit der Thoma-Zeiß'schen Zählkammer gezählt. Der Kürze der Darstellung halber bringe ich in Tab. 1 nur die Werte für die einzelnen Phasen der Versuche.

Tabelle 1. *Verhalten der Zahl der roten Blutkörperchen*
(Millionen pro cmm Blut)

Versuchstier	Vor der Behandlung	Tage der Behandlung								Tage nach Ende der Behandlung		
		7	10	12	20	26	33	40	54	5	12	20
Ziege	16,15	14,24	—	13,88	14,17	10,93	11,61	8,63	7,47	—	—	—
Kaninchen A	4,54	3,93	1,64	—	—	—	—	—	—	3,66	5,37	5,45
„ B	5,52	4,98	4,92	3,82	2,95	3,28	1,98	—	—	3,43	4,60	4,53
„ Nr. 1	5,26	5,00	4,54	3,13	2,50	2,27	2,36	—	—	—	—	—
„ „ 2	5,28	4,80	3,62	2,90	2,21	—	—	—	—	—	—	—
„ „ 3	4,63	4,28	5,24	6,67	3,18	3,96	4,08	3,53	3,51	—	—	—
„ „ 4	4,05	4,85	—	6,13	4,94	4,21	3,96	3,64	3,29	—	—	—
„ „ 5	4,64	5,04	—	4,89	5,36	5,90	—	—	—	—	—	—
„ „ 6	4,89	4,40	—	3,74	4,23	5,64	—	—	—	—	—	—
Hund	5,35	4,80	2,19	—	—	—	—	—	—	3,83	4,67	6,66

Hiernach hat die Fütterung mit Zwiebeln oder Zwiebelbrühe bei allen Arten der verwendeten Versuchstiere folgende Veränderungen der Erythrozytenzahl hervorgerufen:

1. Bei der Ziege eine langsam fortschreitende Verringerung, die am 26. Tage 33% und am 54. Tage 56% des Anfangswertes betrug.

2. Bei Kaninchen A eine rasch fortschreitende Abnahme, die nach 10 Tagen bereits 64% des Anfangswertes betrug. Nach Abbrechen der Behandlung rasche Zunahme, die schon nach 12 Tagen den Anfangswert erreicht.

3. Bei Kaninchen B langsam fortschreitende Abnahme, nicht ohne Schwankungen; nach 33 Tagen um 65% des Anfangswertes. Nach Abbrechen der Behandlung langsamere Zunahme als bei Kaninchen A. Nach 12 Tagen normaler Ernährung normaler Wert, der in den folgenden 20 Tagen konstant bleibt, ohne völlig den Anfangswert zu erreichen.

4. Kaninchen Nr. 1: Fortschreitende Abnahme, nach 12 Tagen um 64% des Anfangswertes, am Ende der Behandlung um 60%.

5. Kaninchen Nr. 2: schnell fortschreitende Abnahme, am 12. Tag um 45%, nach 20 Tagen 59% des Anfangswertes.

6. Kaninchen 3: Anfangs leichte Abnahme, dann Zunahme, bis zum 12. Tage um 30% höher als der Anfangswert; hiernach plötzlich wieder Abnahme, bis zum 20. Tage um 30% des Anfangswertes; danach wieder leichte Zunahme, doch bleibt eine Verminderung um 25%.

7. Kaninchen 4: Anfangs Zunahme bis zum 12. Tage, dann langsam fortschreitende Abnahme, bis zum 16. Tage um 12%, bis zum 54. Tage um 19% des Anfangswertes bzw. 47% des Höchstwertes.

8. Kaninchen 5: deutliche Steigerung, bis zum 26. Tage um 12,7% des Anfangswertes.

9. Kaninchen 6: Abnahme um 24% bis zum 12. Tage, danach Steigerung der Erythrozytenzahl bis zum 26. Tage um 11% des Anfangswertes.

10. Beim Hunde: sehr rasche fortschreitende Abnahme, nach 10 Tagen um 59% des Anfangswertes. Nach Absetzen der Behandlung schnell fortschreitende Zunahme, die nach 12 Tagen normale Werte und nach 20 Tagen 12,4% über dem Anfangswert erreicht.

IV. Morphologische Anomalien der roten Blutkörperchen

Die Erythrozyten des Blutes aller der Zwiebelbehandlung unterworfenen Versuchstiere erwiesen sich im Blutausstrichpräparat nach Färbung mit der Methode von Pappenheim (MAY-GRÜNWALD, ROMANOWSKI-GIEMSA) wesentlich verändert. Es zeigte sich eine fortschreitende *Anisocytose* mit zahlreichen Mikrozyten (besonders zahlreich beim Hunde) und Makrozyten (besonders bei der Ziege). Die Anisocytose war stets von einer sehr deutlichen *Anisochromie* begleitet, der eine *Poikilocytose* (häufig elliptische Erythrozyten) und dann eine *Polychromatophilie* folgte. Zugleich erschienen im zirkulierenden Blut, zu verschiedenen Zeiten bei den verschiedenen Tieren und je nach der Behandlung, ortho- und polychromatophile *Erythroblasten;* diese traten meist in der ersten und zweiten Woche der Behandlung auf und nahmen dann zu, auch noch in der ersten Zeit nach Aufhören der Behandlung, um hiernach wieder abzunehmen und binnen 15—20 Tagen zu verschwinden. Die größte Prozentzahl der Erythroblasten wurde beim Kaninchen A (50 Erythr. auf 100 Leukozyten am 10. Tage der Behandlung) und Nr. 1 gefunden, die beide nur gekochte Zwiebeln erhielten; bemerkenswert hohe Zahlen aber auch bei Nr. 3 u. 4, bei gemischter Fütterung.

Bei den die Behandlung überlebenden Tieren verschwanden die Erythroblasten nach Aufhören der Behandlung im Laufe eines Monats, während die Anisocytose und Anisochromie bis zu zwei Monaten normaler Ernährung bestehen blieben.

V. Verhalten des Haemoglobingehaltes

Der prozentische Haemoglobingehalt des Blutes wurde bei allen Versuchstieren mit dem Haemometer von Sahli bestimmt, und zwar alle 2—4 Tage vor, während und nach der Behandlung. In der Tabelle 2 sind die in jeder Periode gefundenen Werte zusammengestellt. Die Ergebnisse waren folgende:

1. Bei der Ziege leichter Anstieg des prozentischen Hb-Gehaltes in den ersten 2 Wochen der Behandlung, danach Verminderung, die bis zum 48. Tage der Behandlung 54% des Anfangswertes betrug.

Tabelle 2. *Verhalten des Haemoglobingehalts im Blut*
(Prozentwerte des Haemoglobingehalts)

Versuchstier	Vor der Behandlung	Tage der Behandlung									Tage nach Ende der Behandlung		
		7	10	12	20	26	33	40	48	54	5	12	20
Ziege	60	65	—	65	54	43	39	35	28	28	—	—	—
Kaninchen A	66	46	31	—	—	—	—	—	—	—	48	64	69
„ B	70	73	70	60	48	46	25	—	—	—	30	72	72
„ Nr. 1	72	68	54	40	31	32	37	—	—	—	—	—	—
„ „ 2	75	75	60	45	30	—	—	—	—	—	—	—	—
„ „ 3	75	64	60	67	55	54	56	50	46	—	—	—	—
„ „ 4	70	70	70	69	57	56	61	54	59	59	—	—	—
„ „ 5	80	70	69	65	70	70	—	—	—	—	—	—	—
„ „ 6	72	65	60	59	58	60	—	—	—	—	—	—	—
Hund	81	75	43	—	—	—	—	—	—	—	57	73	70

2. Kaninchen A: Bereits am 7. Tage der Behandlung Verminderung um 31% des Anfangsgehalts, bis zum 10. Tage um 52%. Eine Woche nach Aussetzen der Behandlung Wiederanstieg auf den Anfangswert.

3. Kaninchen B: Anfangs leichter Anstieg, vom 12. Tage an Beginn der Abnahme; am 20. Tag um 32%, bis zum 33. Tag um 65%; nach Ende der Behandlung bereits am 5. Tage wieder Zunahme, die bis zum 12. Tag den Anfangswert erreicht und übertrifft.

4. Kaninchen Nr. 1: Von der ersten Woche an Abnahme, bis zum 20. Tag um 60%, während diese Verminderung am 33. Tag 49% betrug.

5. Kaninchen 2: Anfangs während der Zwiebelfütterung Gleichbleiben des Hb-Gehaltes, dann bis zum 12. Tag Abnahme um 40% des Anfangswertes, am 20. Tag um 60%.

6. Kaninchen 3: In der ersten Woche langsamer Beginn der Abnahme, die bis zum 48. Tag 39% erreicht.

7. Kaninchen 4: In den ersten 10 Tagen keine Veränderung; vom 12. Tag an langsame Abnahme, bis zum 48. Tage um 23%; danach wieder leichter Anstieg.

8. Kaninchen 5: Bis zum 12. Tag Abnahme um 19%, dann leichte Zu- und wieder Abnahme, die daher am 26. Tage 13% beträgt. Nach dem Absetzen der Behandlung steigt der Hb-Gehalt in 27 Tagen auf 13% höher als der Anfangswert.

9. Kaninchen 6: Abnahme vom 6. Tage an, bis zum 22. Tag um 22%; danach leichter Anstieg.

10. Beim Hunde vollzog sich die Abnahme des Hb-Gehaltes sehr rasch, bis zum 10. Tag um 47%. Nach dem Wiederbeginn der normalen Fütterung erreichte der Wert in 12 Tagen ziemlich normale Höhe, doch bis 20. Tag noch nicht den Anfangswert.

VI. Verhalten des Färbeindex der r. Bk.

Der Färbeindex (Hb-Wert) der Erythrozyten zeigte bei sämtlichen Versuchstieren mindestens in den ersten 12 Tagen eine Zunahme, außer bei Kaninchen 3 u. 5, bei denen er absank, und bei 4, bei dem er in der ganzen Zeit mit Schwankungen doch nicht den an sich sehr hohen Anfangswert übertraf. Nach Aufhören der Behandlung nahm der Färbeindex bei A und B ab, bei Nr. 5 dagegen zu, während er beim Hunde anfangs ab- und danach zunahm.

VII. Verhalten der weißen Blutkörperchen

Auch die Zahl der weißen Bk. wurde mittels der Thoma-Zeiß'schen Zählkammer bestimmt. Die beträchtlichen Schwankungen bei den verschiedenen Tierarten sind in der Tabelle 3 zusammengestellt. Die Hauptergebnisse waren folgende:

1. Bei der Ziege in der 1. Woche Vermehrung der Leukozyten um 25%, in der 2. Woche Abnahme um 23% gegenüber dem Anfangswert; danach langsame Zunahme bis zum 48. Tage um 83% (zugleich mit der größten Abnahme der Erythrozyten und des Färbeindex); schließlich rapide Abnahme bis um 30% des Anfangswertes.

2. Kaninchen A: In den ersten Tagen Abnahme, in den letzten leichte Zunahme; 3 Tage nach Einsetzen der normalen Fütterung neue Abnahme, danach stark schwankend.

3. Kaninchen B: Nach leichter anfänglicher Abnahme Anstieg bis zum 14. Tage der Behandlung, dann Abnahme bis zum 21. Tag, hiernach Gleich-

bleiben bis zum Ende der Behandlung, wonach in der 1. Woche Abnahme bis um 60% des Anfangswertes und innerhalb eines Monats ein Anstieg bis um 53% des Anfangswertes erfolgt.

Tabelle 3. *Verhalten der Zahl der Leukozyten*
(in Tausenden pro cmm Blut)

Versuchstier	Vor der Behandlung	Tage der Behandlung							Tage nach Ende der Behandlung			
		6	10	12	20	33	40	54	5	12	20	30
Ziege	13,5	18,0	—	13,6	15,3	18,6	20,9	9,6	—	—	—	—
Kaninchen A	10,9	6,7	8,0	—	—	—	—	—	7,2	7,1	12,1	6,0
„ B	11,5	10,6	11,5	13,4	7,8	7,8	—	—	4,7	7,2	12,8	—
„ Nr. 1	11,4	9,2	10,5	9,7	5,7	4,5	—	—	—	—	—	—
„ „ 2	9,4	11,3	6,8	11,9	3,2	—	—	—	—	—	—	—
„ „ 3	12,3	15,6	11,9	12,7	13,9	15,4	14,6	—	—	—	—	—
„ „ 4	10,6	14,4	11,5	11,8	7,5	8,1	18,2	7,8	—	—	—	—
„ „ 5	10,6	12,0	8,5	7,7	13,5	—	—	—	—	—	—	8,5
„ „ 6	8,2	8,6	11,0	13,5	7,7	—	—	—	—	—	—	—
Hund	8,0	17,0	10,0	—	—	—	—	—	9,5	11,2	9,0	—

4. Kaninchen 1: Zahlreiche Schwankungen mit fortschreitender Abnahme bis zum Ende der Behandlung um 39%.

5. Kaninchen 2: Starke Schwankungen, Zunahme bis zum 12. Tage um 12,6% (zugleich starke Abnahme der Erythrozyten und des Färbeïndex), dann Abnahme bis zum 20. Tag um 66%.

6. Kaninchen 3: Nach leichter anfänglicher Zunahme Abnahme bis zum 21. Tag um 64%; danach starker Anstieg bis maximal um 235% am 26. Tage; am 40. Tage ist der Wert auf 53% des Anfangswertes zurückgegangen; danach neue Zunahme bis zum 50. Tage auf 140% und schließlich Rückkehr etwa zur Norm.

7. Kaninchen 4: Zunahme der Leukozyten bis zum 6. Tage der Behandlung, danach Rückkehr zur Norm, nach 16 Tagen starke Verminderung, um 61% des Anfangswertes, danach wieder Zunahme, dann Abnahme, doch bis zum 46. Tage Vermehrung um 188% des Anfangswertes und bis zum Schluß der Behandlung Abnahme um 27%.

8. Kaninchen 5: In den ersten Tagen Zunahme, bis 12. Tag Abnahme um 37,4%, weiter Schwankungen innerhalb ziemlich normaler Grenzen.

9. Kaninchen 6: Während der Behandlung zahlreiche Schwankungen, anfangs Zunahme um 16,4%, bis 20. Tag Abnahme um 7%, gegen Ende neue Zunahme um 15,7%.

10. Beim Hunde verdoppelte sich die Leukozytenzahl in der 1. Woche der Behandlung, danach leichte Abnahme und Schwankungen um normale Werte.

VIII. Verhalten der Leukozytenformel

Die Leukozytenformel wurde mittels der Durchzählung der nach PAPPENHEIM gefärbten Blutausstriche nach den mittleren Prozenten der einzelnen Objektträger festgestellt. In der Tabelle 4 sind die Leukozytenformeln für alle untersuchten Tiere zu Anfang und in verschiedenen Phasen der Versuche angegeben. Die Hauptergebnisse waren folgende:

1. Bei der Ziege ergab sich Zunahme der neutro-, eosino- und basophilen Granulozyten und Auftreten zahlreicher Jugendformen und unreifer Formen derselben, sowie Abnahme der normalen Lymphozyten mit Auftreten und Vermehrung histiozytärer Lymphozyten, auch Vermehrung der Monozyten.

2. Kaninchen A: Während der Zwiebelbehandlung ergab sich Zunahme der Neutrophilen mit Auftreten einiger Jugendformen derselben; Abnahme der Lymphozyten mit Auftreten histiozytärer Formen; Gleichbleiben der Monozyten. Nach Wiederaufnahme der normalen Fütterung weitere Zunahme aller Granulozyten mit Auftreten unreifer Formen der Neutrophilen, Abnahme der normalen, Zunahme der histiozytären Lymphozyten, deutliche Zunahme der Monozyten. Diese Veränderungen der Leukozytenformel waren auch noch 2 Monate nach Absetzen der Behandlung ausgeprägt.

3. Kaninchen B: In der 1. Woche keine deutlichen Veränderungen, danach aber Zunahme aller Granulozyten und Auftreten von Jugendformen ihrer 3 Arten; Zunahme auch der Monozyten; deutliche Abnahme der Lymphozyten mit Auftreten und Zunahme histiozytärer Formen. Am Ende der Behandlung Abnahme der Basophilen und Neutrophilen bei weiterer Zunahme der Eosinophilen; noch nach 20 Tagen Jugendformen derselben, während die der Neutrophilen nach anfänglicher Zunahme abnehmen; Abnahme der normalen Lymphozyten bei starker Steigerung der histiozytären Formen und Monozyten, so daß deren Prozentzahl noch 29 Tage nach Absetzen der Behandlung höher ist als am 33. Tage der Behandlung.

4. Kaninchen 1: Hier steigerten sich die Veränderungen der Leukozytenformel von der 1. Woche an bis zur völligen Umkehr (von 9% Neutrophilen auf 81,5%, von 90% Lymphozyten auf 10%) mit Zunahme der 3 Arten Granulozyten und Auftreten unreifer Formen. Die Abnahme der normalen Lymphozyten ist wieder vom Auftreten zahlreicher histiozytärer Formen und Monozyten begleitet.

5. Kaninchen 2: Gleichfalls Veränderung von der 1. Woche an: Zunahme der Granulozyten mit Auftreten und Vermehrung von Jugendformen der Neutrophilen; anfängliche Zu-, dann Abnahme der Monozyten, Abnahme der normalen Lymphozyten.

6. Kaninchen 3: Deutliche Veränderungen von der 2. Woche an: deutliche Zunahme der Granulozyten, besonders der Eosinophilen, bei Abnahme der normalen Lymphozyten; bei den Granulozyten zahlreiche unreife, bei den Lymphozyten zahlreiche histioide Formen, besonders vom 40. Tage der Behandlung an; Monozyten anfangs vermehrt, danach konstant.

7. Kaninchen 4: Bereits 8 Tage nach Beginn der Behandlung Auftreten unreifer Formen der Granulozyten und Zunahme bis zum 46. Tag, korrespondierend mit einem Maximum der gesamten Leukozytenzahl; zugleich Abnahme der normalen Lymphozyten und schon am 8. Tage histiozytäre Formen, die bis zum 46. Tage 16% aller Leukozyten betragen; Monozyten fortschreitende Zunahme.

Tabelle 4. *Verhalten der Leukozytenformel*

Versuchstier	Tag der Behandlung	Granulozyten					Monocyten %	Lymphozyten	
		Metamyelocyten %	Eosinophile %	Basophile %	Neutrophile Jugendform. %	Neutrophile reife %		Histioide %	Normale %
Ziege	Vor der Behandlung	—	—	—	—	12,0	0,5	—	87,5
	10. Tag der Behandlung	—	—	—	3,5	39,0	5,5	2,0	50,0
	20. „ „ „	0,5	2,0	—	4,0	34,0	1,5	2,5	57,5
	40. „ „ „	1,0	4,5	0,5	1,5	41,0	8,5	2,0	41,0
	54. „ „ „	—	4,0	1,5	2,5	23,0	4,5	18,5	46,0
Kaninchen A	Vor der Behandlung	—	1,0	1,0	—	27,0	1,0	—	70,0
	10. Tag der Behandlung	—	—	0,5	4,0	48,5	1,0	1,0	44,0
	5. „ nach der Behandlg.	—	2,0	2,0	2,0	28,0	4,0	2,0	60,0
	12. „ „ „ „	0,5	4,0	4,5	2,0	26,0	8,5	2,5	52,0
	67. „ „ „ „	—	0,5	1,0	3,5	49,0	10,0	5,0	31,0
Kaninchen B	Vor der Behandlung	—	—	1,0	—	47,0	1,0	—	51,0
	18. Tag der Behandlung	—	3,0	2,0	0,5	38,5	5,5	1,0	51,5
	33. „ „ „	1,0	0,5	2,5	5,5	59,0	5,0	4,0	22,5
	5. „ nach der Behandlg.	1,0	—	—	1,0	47,0	6,0	3,0	42,0
	20. „ „ „ „	0,5	5,0	1,5	5,5	32,5	5,5	9,0	40,5
	29. „ „ „ „	—	2,0	1,0	1,0	15,0	2,0	9,0	70,0
Kaninchen Nr. 1	Vor der Behandlung	—	—	—	—	9,0	1,0	—	90,0
	8. Tag der Behandlung	1,0	1,0	0,5	5,5	45,5	5,0	1,5	40,0
	16. „ „ „	—	1,0	0,5	1,0	20,0	4,5	5,0	68,0
	34. „ „ „	0,5	—	1,0	1,0	81,5	3,5	2,0	10,0
Kaninchen Nr. 2	Vor der Behandlung	—	1,0	—	—	35,0	6,0	—	58,0
	6. Tag der Behandlung	—	1,0	3,5	2,5	45,5	7,5	3,0	37,0
	14. „ „ „	0,5	0,5	7,0	2,0	45,5	5,0	3,5	36,0
	20. „ „ „	0,5	2,0	2,5	6,0	44,5	4,5	2,5	37,5
Kaninchen Nr. 3	Vor der Behandlung	—	3,0	3,0	—	22,0	1,0	—	71,0
	12. Tag der Behandlung	—	2,0	0,5	2,0	30,0	5,5	3,0	57,0
	22. „ „ „	1,0	—	2,0	7,0	32,0	5,0	3,0	45,0
	40. „ „ „	0,5	3,0	—	2,5	33,5	5,5	10,0	45,0
	46. „ „ „	1,0	1,5	—	2,5	57,5	5,5	9,5	22,5
Kaninchen Nr. 4	Vor der Behandlung	—	4,0	2,0	—	28,0	4,0	—	62,0
	8. Tag der Behandlung	1,0	0,5	1,0	3,5	22,0	4,5	0,5	67,0
	22. „ „ „	1,0	1,0	1,5	6,0	35,0	5,0	5,5	45,0
	40. „ „ „	—	5,0	1,0	2,0	30,0	6,0	10,0	46,0
	53. „ „ „	—	1,0	—	2,0	56,0	7,0	12,0	22,0
Kaninchen Nr. 5	Vor der Behandlung	—	1,0	5,0	—	25,0	—	—	69,0
	12. Tag der Behandlung	—	4,0	1,0	1,0	32,0	1,0	3,0	58,0
	26. „ „ „	—	3,0	2,0	1,0	35,0	7,0	5,0	47,0
	36. „ nach Ende der Beh.	—	—	3,5	2,5	55,0	5,5	3,5	31,0
Kaninchen Nr. 6	Vor der Behandlung	—	4,0	2,0	—	38,0	1,0	—	55,0
	12. Tag der Behandlung	—	3,5	3,0	3,5	40,5	4,0	1,0	44,5
	26. „ „ „	—	2,0	4,0	1,0	21,0	4,0	3,0	65,0
Hund	Vor der Behandlung	—	12,0	—	—	64,0	—	—	24,0
	10. Tag der Behandlung	2,0	1,5	—	14,0	61,5	3,5	1,0	16,5
	7. „ nach Ende der Beh.	—	4,5	—	2,0	57,0	4,0	0,5	32,0
	26. „ „ „ „ „	—	3,0	2,0	1,0	53,0	9,0	2,0	32,0
	38. „ „ „ „ „	—	9,0	1,0	2,0	66,0	3,0	—	19,0

8. Kaninchen 5: Änderung des Leukozytenbildes schon in der 1. Woche (Auftreten von Metamyelozyten); anschließend Jugendformen der Neutrophilen bei Zunahme der reifen, auch Basophilen mit Schwankungen der Eosinophilen; Zunahme der Monozyten und histiozytären Formen bei Abnahme der normalen Lymphozyten. Etwa 1 Monat nach Ende der Behandlung ist die Umkehr der Leukozytenformel noch deutlicher, bei Zunahme der unreifen Neutrophilen und noch vorhandenen histioiden Lymphozyten.

9. Kaninchen 6: Schon am 6. Tage kündigen sich die Veränderungen an durch Auftreten histiozytärer Lymphozyten; stärkere Veränderungen nach 20 Tagen: Vorhandensein von Metamyelozyten, leichte Abnahme der Eosinophilen, Zunahme der Basophilen, sowie der Jugendformen von Neutrophilen, der Monozyten und histioiden Lymphozyten; Neutrophile und normale Lymphozyten schließlich praktisch in normaler Prozentzahl.

10. Beim Hunde bestanden die Veränderungen in auffallender Neutrophilie, mit Zunahme der Jugendformen, Abnahme der Eosinophilen, Zunahme der Basophilen, ebenso auch der Monozyten, Verminderung der normalen Lymphozyten mit Auftreten histioider Formen. Nach Ende der Zwiebelbehandlung blieben die Monozytose, die neutrophilen Jugendformen und die histiozytären Lymphozyten noch bestehen, bis das Bild einen Monat danach wieder ziemlich normal erschien.

IX. Morphologische Anomalien der Leukozyten

Bei allen mit Zwiebeln behandelten Tieren waren noch 2 Monate danach bei den Lymphozyten charakteristische Veränderungen des Kernes wie des Cytoplasma zu beobachten. Der Kern zeigte eine oder mehrere z. T. tiefe Einschnürungen, die ihm ein gelapptes Aussehen verliehen (Sack-, Bisquit- oder Kleeblattform). Auch das Cytoplasma, diffus basophil, zeigte ähnliche Veränderungen, in manchen Fällen erschien es bei schwächerer Basophilie aufgelockert und klarer.

Nach dem Auftreten solcher monocytoiden Lymphozyten im Blute konnte vermutet werden, daß dieses auf einer hyperplastischen Aktivität des Knochenmarkes beruhte.

X. Verhalten des Knochenmarkes

Im Hinblick auf die Veränderungen im Verhalten der Blutkörperchen schien die histologische Untersuchung des Knochenmarkes von besonderem Interesse.

Bei der Ziege, die nach 54 Tagen der Behandlung getötet wurde, war im roten Knochenmark ein schwerer involutiver Prozeß an den Parenchymelementen festzustellen, teils weite Zonen mit zahlreichen Infiltrationen mit Fettkügelchen, in anderen zahlreiche Bildung histiozytärer Formen, die auf Hyperplasie der Zellen des Reticulums hindeutete.

Beim Kaninchen A, das nur 10 Tage bei der Zwiebeldiät gehalten wurde und 61 Tage später einging, fand sich, auf der Basis vorangegangener Aplasie, ein diffuser Prozeß der Regeneration in Form von Herden und Nestern. Das Stroma war stellenweise hyalinisiert und wies zahlreiche Bildungen von Fettgewebe auf.

Im Knochenmark der Kaninchen 1 u. 2, die nach 34 bzw. 22 Tagen der Zwiebelbehandlung getötet wurden, zeigte sich das Parenchym im Zustande eines Aufzehrungsprozesses mit Freilegung des Stromas, das Zeichen diffuser Sklerose und Hyalinisierung aufwies und einen allgemeinen diffusen Involutionsprozeß der Parenchymelemente erkennen ließ.

Bei Kaninchen 3 u. 4, deren erstes nach 48 Tagen getötet wurde, während das andere nach 65 Tagen starb, waren im Knochenmark besonders zahlreich die Zellen vom histiozytären Typ mit blasigem Kern und aufgelockertem Cytoplasma, die Erythroblasten dagegen reduziert. Wie bei der Ziege handelte es sich hier offensichtlich um eine Reduktion der blutbildenden Elemente mit Hyperplasie des Reticulums.

XI. Betrachtungen und Schlußfolgerungen

Aus den Ergebnissen der vorstehend beschriebenen Versuche können wir schließen, daß die Ernährung mit Zwiebeln, roh oder gekocht, allein, als Suppe oder mit anderer Nahrung, bei allen untersuchten Tierarten eine schwere organische Schädigung hervorruft, die mit folgenden Veränderungen des Blutes und des Knochenmarkes verbunden ist:

1. im Blut.

a) Eine mehr oder minder starke Herabsetzung des Haemoglobingehaltes um 19 bis maximal um 65% des Anfangswertes (bei 2 Kaninchen nach 12 bzw. 25 Tagen der Behandlung), während die Abnahme bei anderen Tieren 40—60% betrug.

b) Eine mehr oder minder starke Verminderung der Zahl der Erythrozyten; diese fand sich bei allen Tieren (außer K. 5 u. 6) schon in der ersten Woche und betrug von 24 bis zu 65% des Anfangswertes.

c) Deutliche Schwankungen der Leukozytenzahl; allen Tieren gemeinsam war eine mehr oder minder deutliche Leukozytose in der 1. Woche und schließlich ein fortschreitender Abstieg, der dem Tode der Tiere voranging.

d) Beträchtliche morphologische Veränderungen der Blutkörperchen; bei den roten fand sich bei allen Versuchstieren deutliche Anisozytose und Anisochromie und häufig auch Polychromatophilie; ferner waren die Erythroblasten noch mehrere Wochen nach Aufhören der Behandlung von ausgesprochener Anisozytose begleitet.

Für die weißen Bk. wurde eine mehr oder minder vollkommene Umkehr der Leukozytenformel festgestellt, mit Vermehrung der Jugendformen und Auftreten unreifer Granulozyten; allgemein vermehrten sich auch die Monozyten und traten charakteristische Formen (histiozytäre und monozytoide) der Lymphozyten auf; derartige Veränderungen bestanden auch 2 Monate nach Aufhören der Behandlung.

2. im Knochenmark.

Bei allen behandelten Tieren waren schwere Involutionen des Parenchyms festzustellene, häufig mit Freilegung des Stromas und Reduktion der erythroblastischen Elemente; auch diese Veränderungen bestanden noch 2 Monate nach Ende der Behandlung; bei längere Zeit mit gemischtem Futter ernährten Tieren zeigte sich über die involutiven Veränderungen des Parenchyms hinaus eine Hyperplasie des Reticulum. Beim Kaninchen A war ein Regenerationsprozeß im Gange, der sich aber bis zu dessen Tode nicht vollenden konnte.

Alle der Zwiebelfütterung unterzogenen Versuchstiere außer dem Hunde sind entweder gestorben oder befanden sich, soweit sie getötet wurden, im praemortalen Zustande.

Wir stehen hier also einer Pflanze gegenüber, deren längerer oder stärkerer Gebrauch, schon in Form einer Suppe, eine schwere Form der Anaemie hervorruft. Wenn diese Anaemie hinsichtlich des prozentischen Hb-Gehaltes und der Zahl der Erythrozyten bis zu einem gewissen Grade reversibel erschien, so zeigten doch die Änderungen der Leukozytenformel, die morphologischen Veränderungen der Blutzellen und die des Knochenmarkes, da sie noch über 2 Monate nach dem Absetzen der Zwiebelbehandlung weiterbestanden, daß es sich um eine irreversible Erscheinung handelt, und zwar um eine irreversible Myelotoxikose. Hieraus ergibt sich, daß die Zwiebel neben den von verschiedenen Autoren nachgewiesenen diätetischen und therapeutischen Wirkungen auch eine anaemisierende Wirkung im Sinne einer schweren Myelotoxikose besitzt, die durch eine in ihr enthaltene Substanz hervorgerufen wird.

XII. Zusammenfassung

Eine Ziege, ein Hund und 8 Kaninchen wurden mit verschiedenen Mengen von Zwiebeln gefüttert, die roh oder gekocht oder in einer Suppe, allein oder mit anderem normalem Futter, verabreicht wurden.

Es wurde festgestellt, daß eine solche, länger oder in größeren Gaben durchgeführte Ernährung eine schwere Form der Anaemie hervorruft, die durch die folgenden Erscheinungen charakterisiert ist:

1. Gewichtsabnahme mit schweren organischen Störungen, fast immer zum Tode führend, selbst noch nach 2 Monaten nach Absetzen der Behandlung.

2. Deutliche Verminderung des Haemoglobingehaltes im Blut und der Zahl der Erythrozyten.

3. Anfängliche Zunahme, dann aber nach mehrfachen Schwankungen rascher Abfall der Leukozytenzahl des Blutes.

4. Starke Veränderungen der Leukozytenformel.

5. Charakteristische morphologische Veränderungen der Blutzellen, besonders der Leukozyten.

6. Stärkste histologische Veränderungen des Knochenmarkes.

Besonders hervorzuheben ist, daß diese Form der Anaemie, wenn sie auch hinsichtlich der Zahlenverhältnisse reversibel erscheint, dennoch aber irreversibel ist, wie die schweren morphologischen Veränderungen der Blutzellen und des Knochenmarkes beweisen, die noch nach über 2 Monaten nach Aufhören der Zwiebelbehandlung angetroffen werden.

Literaturverzeichnis

1 BRAUN u. REES, zit. n. ARULLANI, Problema aliment. II. 1939, 3, 124.
2 CHARTCHENKO u. FRIDMAN, Vertchebuoe Delo, 1946, 1/2, 47, 52.
3 COLLIP, J., Journ. Biol. Chem. 65, 1923, 163 u. 513.
4 HENRIOMET, Rivista Medica, Febr. 1936.
5 HUTCHINSON, SMITH u. WINTER, Biochem. J., 17. 1923, 683 u. 764.
6 JANOT, M. u. I. LAURIN, Acad. Sc. Paris, 1930, 191, 1098.
7 KALSER, M., IVY, H. K., D. F. MAGEE, A. C. IVY, Federat. Proc. 10, 1951, Nr. 1.
8 LITZKA, N., Arch. f. exp. Path. u. Pharm. 183, 1936, 436.
9 MEYERHOFER, SCHNEIDER, WASICHY, Bioch. Zeitschr., 1932, 251.
10 MORIONDI, C. r. Soc. Biol. Paris, 1932, 106, 351.
11 SCHINDEL, L., Arch. f. exp. Path. u. Pharm., 175, 1934, 113.
12 SEBRELL, W. H., Publ. Health Rep. 1930, 1175.
13 SEMMLER, Pharm. Zentr. z., 1934, 28.
14 TOROPSEY u. FILATOVA, Am. Jl. of Pharm. 1944.
15 VAN DEN BERG, zit. n. BENIGNI, Manuale di Fitoterapia, Milano 1951.
16 WILLS, C. A., Am. Jl. Med. Sc. 175, 1928, 376.

Aus dem Institut für Allgemeine Tierzucht und der Versuchsstation für Tierzucht
der Universität Mailand
(Direktor Prof. Dr. FILIPPO USUELLI)

CLAUDIA BALDISSERA-NORDIO

ZWIEBELANÄMIE BEI HÜHNERN

I. Einleitung

Im Rahmen der in der Versuchsstation für Tierzucht in Mailand über die Ernährung von Nutztieren mit Zwiebeln [1] ausgeführten Versuche habe ich diese auch auf das Geflügel ausgedehnt, um auch hier den eventuellen Einfluß dieser Pflanze auf das allgemeine Befinden, auf das Blutbild, Knochenmark sowie auf Leber, Milz und auf die Herztätigkeit dieser Tiere festzustellen.

II. Versuchsanordnung

Die Versuche wurden an einer Gruppe von 6 gleichaltrigen Hennen der weißen Leghornrasse durchgeführt, die zum gleichen Stamme gehörten, der im vorhergehenden Jahre etwas mehr als 100 Eier je Henne gelegt hatte. Der Versuch begann gegen Ende Januar 1952 und wurde etwas über 1 Monat hin durchgeführt. Die Tiere wurden gewogen und in Käfigen isoliert. Vor dem Beginn der Zwiebelbehandlung wurden die Blutverhältnisse jedes Tieres untersucht. Von diesen Hühnern hatte nur Nr. 33 gerade mit dem Eierlegen begonnen.

Am Tage nach der letzten vorangehenden Zählung der Blutkörperchen wurde die Behandlung begonnen. Diese bestand in der Verabreichung von gekochten Zwiebeln, die einer Mischung aus Weizen, Hafer, Reis, Maismehl und Weizenkleie beigefügt wurden. Das Gewicht der Zwiebeln, die pro Tag und Kopf verfüttert wurden, schwankte zwischen 60 und 150 g. In den ersten Wochen fraßen die Tiere mit gutem Appetit; erst in der 5. Woche und besonders in den letzten Tagen der Behandlung ergaben sich Zeichen deutlich mangelnder Freßlust.

Während der Behandlung wurde an jedem 3. bis 4. Tag das Blutbild der einzelnen Tiere festgestellt. Am Ende der 5. Woche wurden alle Tiere geschlachtet und einer pathologisch-anatomischen sowie histologischen Prüfung unterzogen.

III. Das Allgemeinbefinden der Versuchstiere

Im Gegensatz zu dem Verhalten der mit Zwiebeln gefütterten Säugetiere erfolgte bei den Hühnern als Folge der Behandlung keine Gewichtsabnahme.

Dies war vermutlich darauf zurückzuführen, daß die Tiere bei dem geringen zur Verfügung stehenden Raum weniger Energie für Bewegung verausgabten oder auch daß eine geringere Toxizität der Zwiebeln für das Geflügel bestand im Gegensatz zu den Säugetieren, bei denen diese Pflanze eine ausgesprochene Anämie und auch Veränderungen des Knochenmarkes hervorrief.

Gegen Ende der 1. Woche der Behandlung war eine bemerkenswerte Abblassung des Kammes der Hühner und später Asthenie und schließlich mangelnde Freßlust zu beobachten. Während der Dauer des Versuches legten die Hühner keine Eier.

IV. Veränderungen des Hämoglobingehaltes im Blut

Der Hämoglobingehalt des Blutes wurde mit dem Sahli'schen Hämometer bestimmt.

Die Fütterung mit Zwiebeln rief bereits in den ersten Tagen mehr oder minder deutliche Verringerungen des Hämoglobingehaltes bei allen Tieren hervor. Schon am 5. Tage ließen sich Abnahmen um 12—34% des ursprünglichen Gehaltes beobachten, die dann bis auf 72% des Anfangsgehaltes (Huhn 33) fortschritten. Am Ende der Behandlung trat dann wieder eine deutliche Steigerung ein, die in einigen Fällen den Anfangswert erreichte oder überschritt (siehe Tabelle 1).

V. Veränderungen der Zahl der Erythrozyten

Die Zählung der roten Blutkörperchen wurde mit der Thoma-Zeiß'schen Zählkammer ausgeführt. Bei allen Versuchstieren traten deutliche Abnahmen der Erythrozytenzahl auf, die bis zu 30 und schließlich 61% des Anfangswertes betrugen. Auch für die roten Blutkörperchen war in den letzten Versuchstagen eine Wiederzunahme zu beobachten, ohne daß diese indessen die Anfangswerte erreichten

VI. Morphologie der Erythrozyten

Die quantitativen Veränderungen der Erythrozyten waren auch von morphologischen Veränderungen begleitet, indem eine erhebliche Zahl von unreifen Formen auftrat.

In den Blutabstrichpräparaten nach Färbung mit der PAPPENHEIM'schen Methode waren die ersten zu beobachtenden unreifen Formen polychromatophile Erythroblasten, die bei 3 Tieren schon am 2. Tage auftraten und deren Anzahl besonders bei einigen Tieren fortschreitend zunahm. In der Folge erschienen basophile Erythroblasten, die ebenfalls mehr oder minder deutlich zunahmen und von einzelnen Proerythroblasten und Hämocytoblasten begleitet waren. Bei dem am meisten betroffenen Tier ließen sich in der 4. Woche auch einige Erythroblasten in Kariokinese beobachten. Bei allen Tieren traten auch eine starke Anisocytose, sowie deutliche Peukilocytose und Polychromatophilie auf.

Tabelle 1. *Das Blutbild der Hühner vor der Zwiebelbehandlung sowie nach 2 und 4 Wochen der Behandlung*

Huhn Nr.	Datum	Haemoglobin %	Erythrozyten pro cmm	Leukozyten pro cmm	Promyelocyten %	Myelocyten %	Metamyelocyten %	Eosinophile %	Basophile %	Pseudoeosinophile %	Lymphozyten %	Monocyten %	Riedersche Zellen %	Haemocytoblasten auf 100 Leukozyten	Proerythroblasten auf 100 Leukozyten	Erythroblasten auf 100 Leukozyten	Polychromatophilie	Anisocytose	Poikilocytose
45	23/1	59	3 010 000	28 100	—	—	—	3	2	16	68	9	—	—	—	—	—	—	—
	7/2	35	1 640 000	16 900	—	1	—	5	0,5	30	47	5	11,5	0,5	0,5	7,5	+++	+++	++
	22/1	49	1 685 000	17 800	1	0,5	—	0,5	1	8,5	86	2	1,5	—	—	6	++	+++	++
49	23/1	50	2 720 000	17 200	—	—	—	1	—	13	75	10	1	—	—	—	—	—	—
	7/2	40	1 825 000	16 400	—	1	0,5	9,5	1	18	60	3	5	0,5	1,5	1,5	++	+	+
	22/2	50	1 810 000	12 600	—	—	0,5	7,5	0,5	8,5	76	2,5	4,5	0,5	1	44	+++	++++	+++
33	23/1	53	2 540 000	30 500	—	—	—	—	3	10	78	6	3	—	—	—	—	—	—
	7/2	26	1 500 000	22 000	0,5	1,5	—	3	—	4	82	4,5	4,5	1,5	1	295	++++	++++	++++
	22/2	17	1 015 000	10 800	—	—	—	3,5	1	2,5	88,5	1	3,5	2	5	1186	++++	++++	++++
54	23/1	50	2 550 000	19 500	—	—	—	—	1	12	79	8	—	—	—	—	—	—	—
	7/2	46	1 880 000	6 300	—	1	1	2	1	5	86	—	4	—	—	3	—	+++	+
	22/2	45	2 130 000	14 200	—	—	—	8	1	16	67	3	5	—	—	1	++	+	+
73	23/1	56	2 350 000	20 300	—	—	—	1	5	11	71	7	2	—	—	—	—	—	—
	7/2	42	2 230 000	18 500	—	0,5	0,5	2,5	2,5	17	64,5	1,5	10,5	0,5	—	7	++++	++	+
	22/2	55	2 235 000	15 200	0,5	1,5	1,5	6	1	9	78	1,5	1,5	—	—	2	+	+++	++
74	23/1	65	3 230 000	32 300	—	—	—	7	1	33	54,5	4,5	1	—	—	—	—	—	—
	7/2	40	2 015 000	29 500	—	1	1	21	0,5	3,5	67,5	0,5	3	0,5	1	1,5	+++	++	+
	22/2	45	1 730 000	14 100	—	—	—	21	2	11	55	2	5	—	—	6	+++	++	+

VII. Verhalten der Zahl der Leukozyten

Die Zahl der Leukozyten pro cmm Blut wurde bestimmt durch Feststellung der Zahl der Leukozyten auf je 10 000 Erythrozyten im gefärbten Abstrichpräparat, und mit der gesamten, nach THOMA-ZEISS festgestellten Erythrozytenzahl in Beziehung gebracht.

Im Verlauf der Behandlung zeigte die Leukozytenzahl zahlreiche und individuell verschiedene Schwankungen; im allgemeinen trat eine Abnahme ein, besonders schon in den ersten Behandlungstagen.

VIII. Verhalten der Leukozytenformel

Bei allen Tieren traten mehr oder minder deutliche Veränderungen der Leukozytenformel auf, die sich folgendermaßen äußerten:

a) Auftreten und in einigen Fällen fortschreitende Zunahme unreifer Formen der Granulozyten (Promyelozyten, Myelozyten, Metamyelozyten), besonders der Eosinophilen und Pseudo-Eosinophilen.

b) Vermehrung, in einigen Fällen sehr stark, der eosinophilen Granulozyten, die in einigen Fällen die pseudoeosinophilen an Zahl übertrafen.

c) Erhebliche Verminderung der pseudoeosinophilen Granulozyten.

d) Mehr oder minder deutliche Verminderungen der Monozyten.

e) Ziemlich deutliche Zunahme der RIEDER'schen Zellen.

IX. Pathologisch-anatomische und histologische Befunde

Bei der pathologischen Untersuchung ergab sich bei allen Tieren ein normaler Ernährungszustand, normales Unterhautgewebe, normales Herz sowie normale Nieren, Lungen und Milz, dabei Fettinfiltration der Leber. Die Ovarien waren bei 3 Tieren in Hypofunktion, bei 3 anderen zeigten sie Follikel in verschiedenen Reifungstadien.

Die histologische Untersuchung, speziell die Färbung mit Haematoxylin-Eosin, ergab beim Herzen, Leber und Milz keine Veränderungen außer einer leichten Reizung des Milzgewebes im histiozytären Sinne. In den nach PAPPENHEIM gefärbten Ausstrichen erwies sich das Knochenmark in deutlichem Reizzustande im Sinne einer Überproduktion unreifer Erythrozyten, während hinsichtlich der Leukozyten hier keine Veränderung festzustellen war.

X. Betrachten und Schlußfolgerungen

In seinem Grundriß der Tierernährung hat POTT geschrieben, daß die Zwiebel als Futtermittel verwendet werden kann, da besonders die Keime eine gute Nahrung für erwachsene Hühner darstellen würden, während man bei den Küken die Knollen fein zerkleinert und mit Mehl gemischt zwei- oder dreimal in der Woche geben könne oder sie auch so viel davon aufnehmen lassen könne, so viel sie wollen, weil die Zwiebelknollen dazu dienen können, verschiedenen Krankheiten und besonders Entzündungen des Schlundes sowie der Augen vorzubeugen.

Aus meinen vorstehend beschriebenen Versuchen ergibt sich im Gegensatz hierzu, daß die Zwiebelfütterung auch bei den Hühnern eine schwere Form der Anämie hervorruft, besonders charakterisiert durch erhebliche Abnahme des Hämoglobingehaltes und der Erythrozytenzahl sowie durch die Ausschüttung zahlreicher unreifer Formen besonders der Erythrozyten, aber auch der Leukozyten, sowie durch das Auftreten zahlreicher RIEDER'scher Zellen (in der Tabelle 1 ist eine Übersicht über die wichtigsten hämatologischen Befunde zusammengestellt).

Die Wiederzunahme des Hämoglobingehaltes sowie der Zahl der morphologischen Elemente, die fast bei allen Tieren in den letzten Tagen der Behandlung beobachtet werden konnte, ist vielleicht auf eine fortschreitende Anorexie zurückzuführen; das gleiche Phänomen hatten wir auch bei den vorangehenden Versuchen mit Säugetieren beobachtet, bei denen nach Aufhören der Zwiebelbehandlung eine schnelle Wiederherstellung des Hämoglobingehaltes und der Erythrozytenzahl zu beobachten war.

Im Gegensatz zu den bei den Säugetieren erhobenen Befunden hat der anatomisch-pathologische und histologische Befund bei den mit Zwiebeln behandelten Hühnern nichts Besonderes ergeben, außer einem leichten Reizzustande der Milz und des Knochenmarkes als Reaktion der hämatopoetischen Gewebe.

Vom praktischen Gesichtspunkt aus halte ich es für zweckmäßig, die Züchter vor dem Gebrauch der Zwiebeln in der Geflügelfütterung zu warnen, da die schwere Anämie, die sich hierbei entwickelt, die Aufzucht und besonders auch wohl die Eierleistung beeinträchtigen und die Empfänglichkeit für Krankheiten steigern kann. Daher halte ich es auch nicht für richtig, der Anweisung von POTT über die Verabreichung zerkleinerter Zwiebeln an Küken ad libitum zu folgen, da, wenn Tagesgaben von 60—100 g beim erwachsenen Huhn Anämie erzeugen, es mehr als wahrscheinlich sein dürfte, daß eine solche Fütterung bei Küken noch schwerere Schädigungen hervorrufen kann.

XI. Zusammenfassung

Die Fütterung erwachsener Hühner mit gekochten Zwiebeln zu einem Cerealiengemisch ergab in kürzester Zeit das Auftreten einer schweren Form von Anämie.

Literatur

1 BALDISSERA-NORDIO, C.: Zwiebelanämie bei verschiedenen Haustierarten. Arch. f. Tierernährung. 2. 1952. Heft 5. S. 309.

MIX
Papier | Fördert gute Waldnutzung
FSC® C083411

Zeitfracht Medien GmbH
Ferdinand-Jühlke-Straße 7
99095 Erfurt, Deutschland
produktsicherheit@kolibri360.de